女人如何健康凍齡又美顏？

解密新世紀美魔女不老醫學

潘俊亨、潘致皓、黃元熙 著

作者簡介

潘俊亨

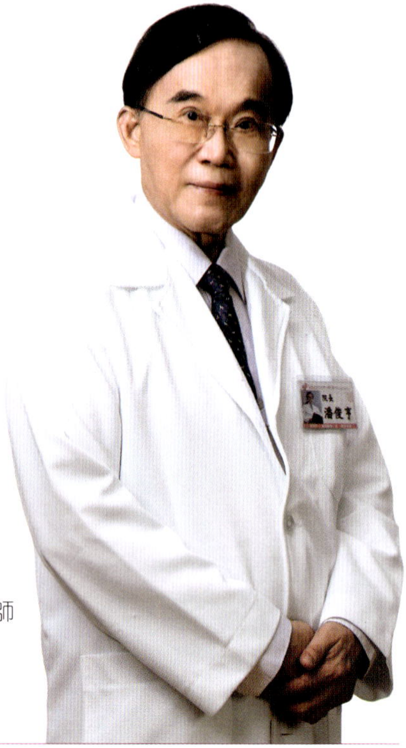

現任

愛麗生集團創辦人
愛麗生婦產科院長
台灣女性健康暨泌尿基金會董事
中華婦幼健康促進發展協會理事長

經歷

愛麗生醫學美容中心負責人
中華民國美容醫學會
台灣婦女泌尿暨骨盆醫學會
台灣婦產科專科醫師
愛麗生醫療事業集團董事長
愛麗生婦產科整型外科暨小兒科院長
艾兒嘉托嬰中心集團董事長
蟬聯多年《嬰兒與母親》雜誌調查全國婦產科好醫師
三立新聞網《奕起聊健康》節目來賓

專長

羊膜穿刺、高層次超音波、結紮後輸卵管重建手術、高危險妊娠診治生產及手術、婦科卵巢瘤、子宮外孕微創手術、子宮肌瘤手術及治療、私密處整型手術、蒙娜麗莎之吻陰道緊縮雷射、陰部美白雷射、乳頭美白雷射、小陰唇縮小美形手術、大陰唇補脂豐唇手術、更年期問題治療、女性尿失禁治療及手術、子宮拉提手術、膀胱拉提手術、性生活諮詢及診治、G點玻尿酸突出注射、乳腺炎治療

著作

《經痛背後有惡魔——潘醫師帶妳透視子宮內膜異位、巧克力囊腫、子宮肌腺瘤、子宮肌瘤及卵巢囊腫》、《好女孩也該享受狂野的性愛——婦產科名醫教妳關鍵密技》、《看著你長大——寶寶的280天》、《男人是什麼東西？！——婦產科名醫教妳床上馭夫密技》、《持續做愛不會老——婦產科名醫解碼男女更年期的荷爾蒙危機及解救之道》、《女性私密處美形探秘——婦產科名醫幫妳找回緊緻的青春》、《別說不行，試試睪固酮！——婦產科名醫解碼中年過後男人的性危機》、《夢響．夢想——作曲家/指揮家楊陳德的交響人生》、《佛洛伊德也瘋狂——21世紀女人性愛大解密》、《彩虹浪潮——同性戀情慾探討》、《挽救中年婚姻危機，再創性慾巔峰——一個性愛分離的美麗新世界》等

作者簡介

潘致皓

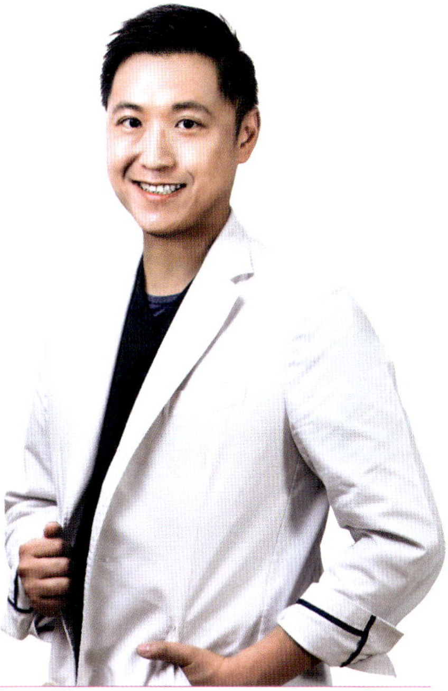

現任

馬偕紀念醫院整形外科主治醫師
愛麗生診所整形外科醫師

經歷

長庚紀念醫院
衛生福利部雙和醫院
中華民國外科專科醫師
中華民國整形重建外科專科醫師

專科證書

整形外科專科證書
外科專科證書
手外科專科證書
高級外傷救命術訓練證書

專長

美容手術、顏面整形手術、自體脂肪移植手術、形體雕塑手術、狐臭手術、皮膚腫瘤手術、手外科手術、困難傷口治療、顯微重建手術、抽脂塑形手術

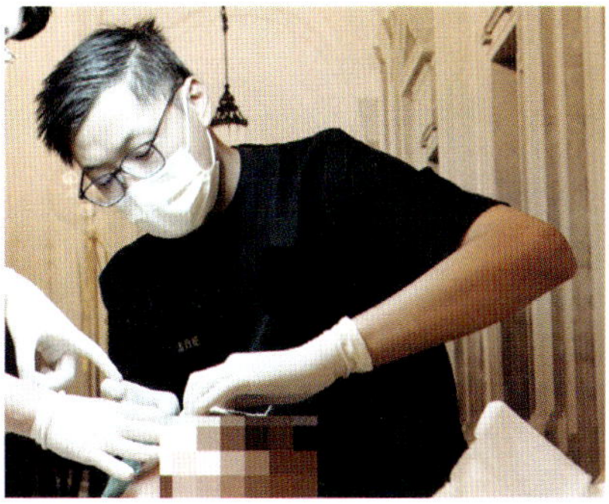

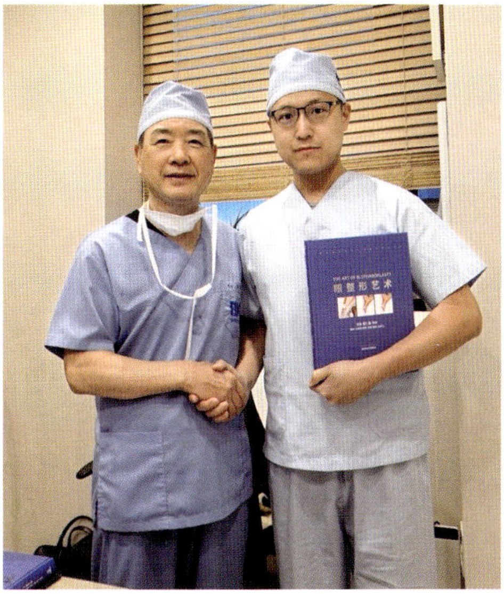

潘致皓醫師（右）與韓國眼袋 ▶
整形權威 曹仁昌教授合影

作者簡介

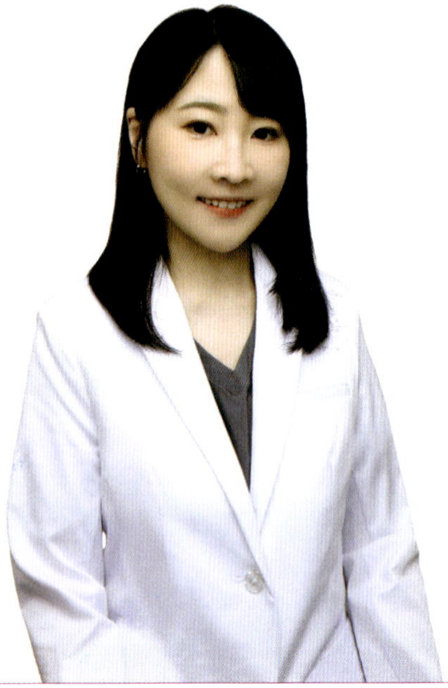

黃元熙

現任

愛麗生婦產科專任醫師
茱麗雅美學整形外科婦科診所醫師

經歷

前馬偕紀念醫院婦產科醫師
中華民國美容醫學會醫師
中華民國肥胖醫學會會員
台灣肥胖醫學會會員
更年期暨美容外科聯合研討會研習
外密體臨床應用趨勢論壇研習

專長

一般婦科、產科（產前檢查、胎兒超音波檢查及接生、剖腹產）、婦科腫瘤手術、腹腔鏡手術、子宮鏡檢查及手術、婦癌篩檢、更年期障礙、不孕症檢查、人工授精、陰道整形、小陰唇整形、陰部美白、陰道雷射漏尿、蒙娜麗莎之吻陰道緊縮雷射

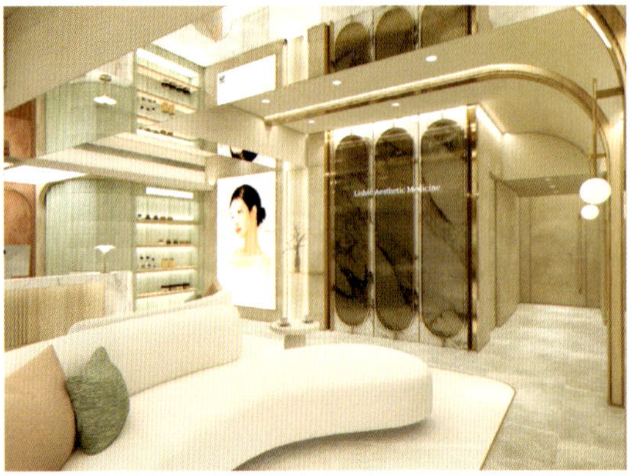

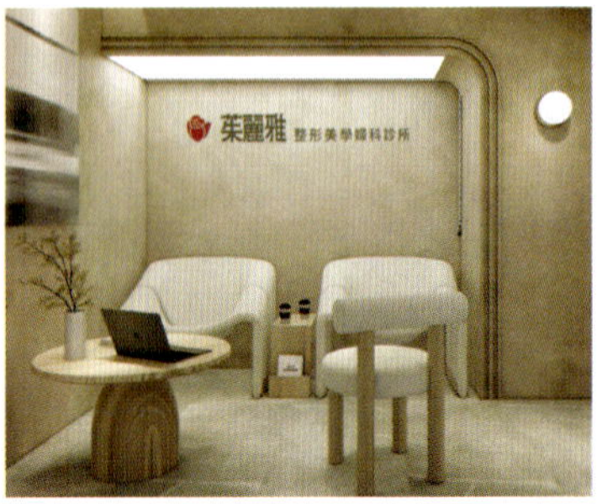

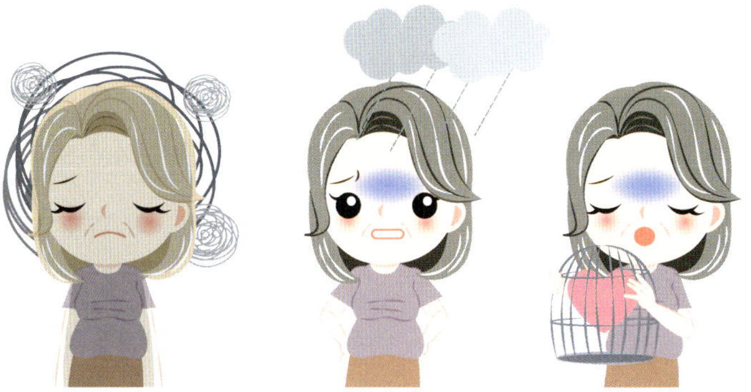

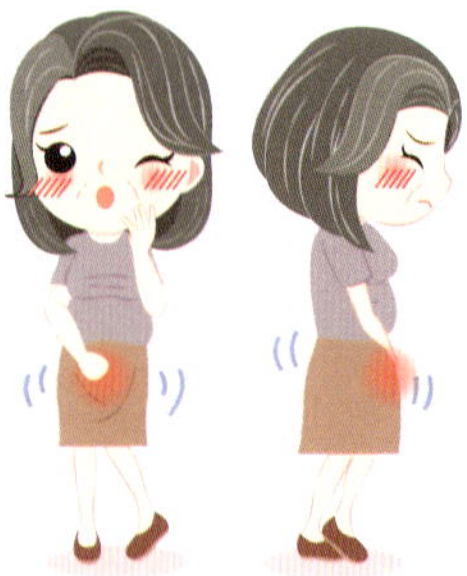

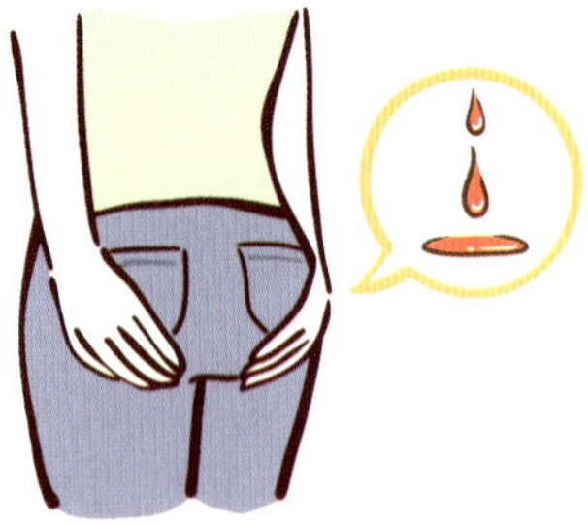

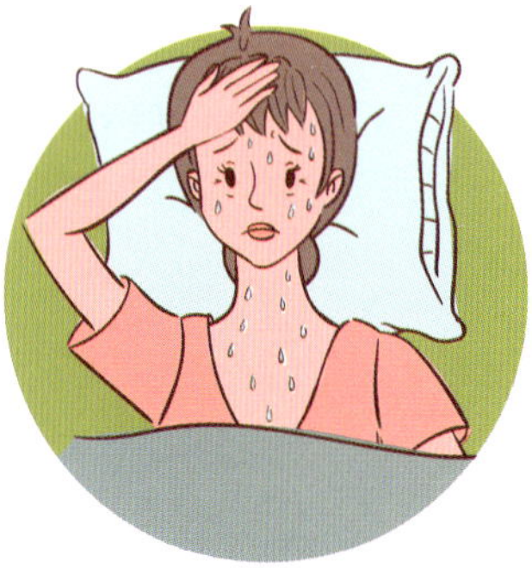

CH3 做對了，青春再多30年 099

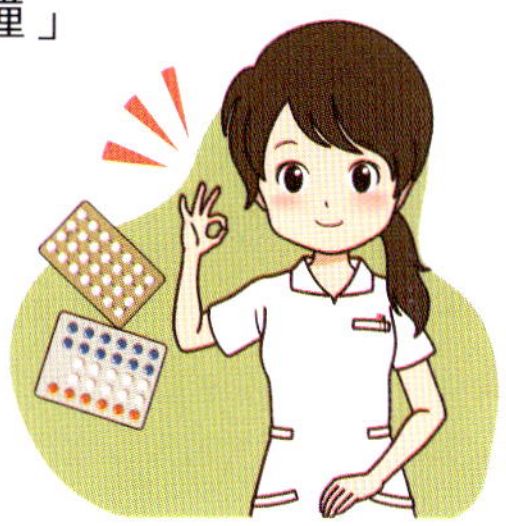

CH4 臉部微整，讓年齡永遠是秘密 128

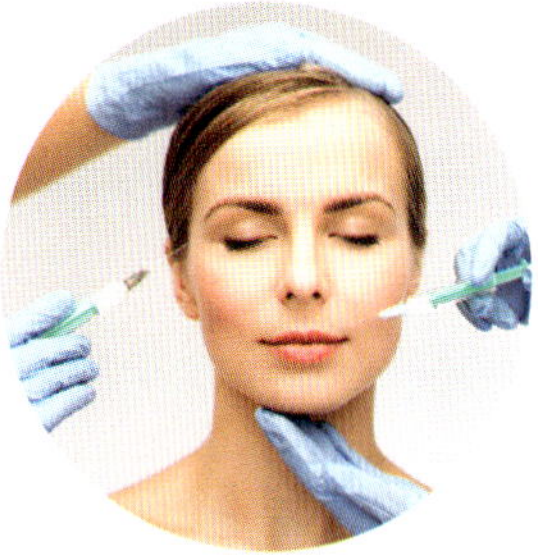

CH5 持續做愛不會老 149

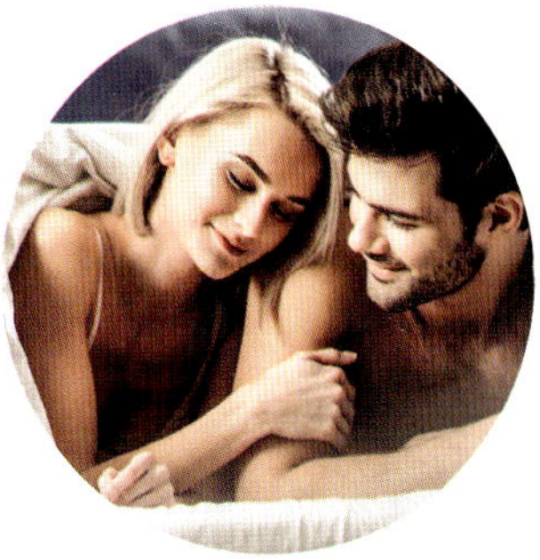

推薦序一

一本實用且可增進幸福的書

2023年，台灣婦女的平均餘命已經到達83.7歲，也就是可能有三分之一以上的生命是在更年期過後度過的。

更年期期間和更年期之後，婦女不止要適應身體的變化，還要適應心理的變化。而這段時期通常也是兒女紛紛長大後離家、自己和配偶的工作事業即將淡出或退休的時期。除了適應自己身心、家庭的變化之外，社會環境的變化也是另一種壓力的來源。女性處於這樣的情境，通常不知所措，加上現在資訊發達，無論正確或不正確的資訊很容易藉由網路流竄，讓許多女性面對這個問題，難以做出正確的選擇。

更年期和後更年期的許多症狀通常是非特異性的，不是專屬於更年期婦女所特有。這更是讓更年期的問題複雜化。簡單來說，例如頭痛又失眠，究竟是更年期的問題還是精神科的疾病？甚或是代謝症候群相關的問題？患者可能認為是更年期的問題，時間撐過就好，而忽略了更嚴重的疾病；也可能懷疑自己得了甚麼怪病，到處求神問卜、搜尋網路提供的解方，結果只是更年期症候群。所以有相關症狀時最好不要道聽塗說，自我診斷。

要過舒適的人生，需要有智慧來選擇；要有智慧，則需要正確的資訊。我的老朋友潘俊亨醫師和我是40年前同在台北市立仁愛醫院接受婦產科住院醫師訓練的夥伴，40年來，他持續地在這個領域服務女性同胞。不但提供臨床醫療服務，他還陸續出版女性相關醫療的書籍，提供給有需要的人。

這一次，他結合兩位年輕的醫師——婦產科的黃元熙醫師和整形外科的潘致皓醫師，出版這本《女人如何健康凍齡又美顏？——解密新世紀美魔女不老醫學》，將更年期的相關問題整理起來，並提供正解，對於廣大的婦女朋友而言，是一本非常有用的書，也是一本可以增進幸福的書。我很慎重地推薦給大家。

薛瑞元

（前衛生福利部部長）

2024.11.17.

推薦序二

重塑美麗，更要守護健康

美麗是女性永恆的追求。隨著時代的發展，醫學美容技術日新月異，為女性重塑美麗提供了更多可能。然而，作為一名整形外科醫師，我始終認為，真正的美麗不僅僅是外在的容顏，更源於內在的健康和自信。

在多年的臨床實踐中，我接觸了許多渴望改善外貌、留住青春的女性。她們中有的人因為年齡增長而出現皺紋、鬆弛等問題，有的人則希望通過整形手術來改善先天不足或意外造成的缺陷。在幫助她們重塑美麗的同時，我也深刻地體會到，美麗和健康是密不可分的。

這本《女人如何健康凍齡又美顏？——解密新世紀美魔女不老醫學》，正是從「健康」和「美麗」的雙重視角出發，為女性朋友們提供了一份全面而實用的指南。本書由婦產科、整形外科和醫學美容領域的專業醫師共同編寫，將女性的生理健康、心理健康和外在美融為一體，為不同年齡階段的女性提供了個性化的建議和方案。

書中不僅詳細介紹了各種醫學美容技術和外科手術方法，更重要的是，它強調了健康的生活方式、均衡的營養攝取和積極的心態對維持美麗的重要性。作者們以專業的知識和豐富的經驗，幫助女性朋友們了解自己的身體，認識衰老的規律，並做出明智的選擇。

我尤其欣賞本書所傳達的理念：美麗不應以犧牲健康為代價。任何醫學美容手段都存在一定的風險，只有在確保安全和健康的前提下，才能真正達到改善外貌、提升自信的目的。

我相信，這本書將會幫助每一位女性朋友：

・科學地認識衰老，理性地應對衰老，不盲目追求「凍齡」，而是追求健康、自然的美麗。

・了解各種醫學美容技術的利弊，在接受各種治療前有正確的認知，避免超乎預期的期待。

・建立健康的生活方式和美容習慣，由內而外地提升自己的健康和美麗。

我誠摯地向所有愛美女性推薦這本書，願你們都能在追求美麗的道路上，同時收穫健康、自信和幸福！

董光義

（馬偕醫院院長室高級專員、整形外科資深主治醫師）

推薦序三

這是一本介紹女性更年期問題全人照護知識的藝術之作

個人與潘俊亨醫師同為婦產科醫師，相識40年以上，潘醫師學養俱佳，心地善良寬厚，且在醫學專業之外，個人尤其佩服潘醫師的多才多藝。他喜愛文學閱讀、寫作和思考，這是他從年輕時就養成的習慣，而在投入醫療專業一輩子後，近年他也把天賦的妙筆生花轉進到艱澀難懂的醫學。近幾年來，他已撰寫出版了十多本婦科、產科、兩性，甚至還包括人物傳記在內的暢銷書籍。

個人認為潘醫師能夠「因地、因人制宜」，在行醫之餘把有限的時間和精力投入在提升普羅大眾的衛生與健康教育，思考要貢獻智慧給這塊培育他成長的土地，並替國內醫療品質的提升略盡棉薄之力，令人非常佩服。個人也曾經抽空整理多年的稿件，出版了兩本有關泌尿婦科的衛教書籍，深知要出版一本書，從企劃、到寫作，到後續的繪圖、校稿等，是一連串複雜、繁瑣的流程，故對潘醫師近年屢有佳作，實感潘醫師有非常之天份與熱情，否則，無以致之！

今天，潘醫師不僅依據學理、專業、及自己數十年的臨床經驗，深入淺出地介紹更年期女性經常面臨的問題及預防對策，且提攜了潘致皓醫師與黃元熙醫師兩位後進，加入本書撰寫行列，讓本書有如虎添翼的效果。致皓醫師和元熙醫師也都是個人認識且很優秀的專科醫師。書中他們對於臉部保養、醫學美容和整形醫學提供了很多專業的建議，著實可以幫助女性如何在更年期開始，實現美美的人生，迎接生命的另一個春天。

本書正是結合潘俊亨醫師的婦科專業，與致皓醫師及元熙醫師醫學美容的角度，深入淺出解答現代時尚女性對於「抗衰老」的迷思及對青春的渴望，可以說是一本照護女性更年期之後精彩人生的最完整書籍與藝術之作。

與多數醫療專業顯得嚴肅、生硬的衛教書籍相較，潘醫師的系列著作都採精美彩色排版，配合豐富插圖，文字又淺顯易懂，故讀者能在輕鬆的閱讀氛圍中吸收到有用的醫學知識，適合所有年齡層女性朋友閱讀，故若將此書收為「床頭書」，隨時開卷，對身心健康必能獲益良多。

謝卿宏

（台中茂盛醫院/台南璟馨婦幼醫院/台北中山醫院泌尿婦科主治醫師，
曾任台灣婦產科醫學會理事長和台灣婦女泌尿暨骨盆醫學會理事長）

自序一

不老，始終是人類的追求。

秦始皇派方士徐福東渡尋訪仙人，希望能長生不老。

漢武帝終其一生，對於追尋能長生不死的想望，較之秦王猶有過之。

千古一帝，曾嘲笑過秦皇漢武的大唐明君唐太宗，晚年也迷戀上長生不老，最終還被所謂的「不老神藥」毒死。

看來，愈是坐擁萬里江山的帝王，愈是渴望「不老」，引得後人代締造盛世的康熙大帝呼喊「向天再借五百年」。

在西方，對於「不老」的追尋同樣熱烈。

古希臘諸神特別厭惡衰老降臨。

古文明透過研究將金屬鍊成黃金，期許以相同的方式將人類的靈魂鍊成最完美的形態，從而達到不老的最終理想。

《舊約聖經》中，描述伊甸園內有兩種神奇的樹，分別是「知善惡樹」與「生命樹」，而人吃了生命樹的果實就能夠永遠不死。

「不死」，對現代人類來說，還是做不到的，但「抗衰老」對現代醫學來說，卻已經不再是遙不可及的夢想。關於這一點，生於現代，即使是平凡百姓，相較於古代權傾天下的帝王，我們還是比較幸福的。

想要「抗衰老」，第一要務是健康。在我40年的婦產科行醫經驗中，感受最多的是，許多女性因為疏於對健康的關注，讓小毛病釀成大問題，以致對身心都造成很大的負面影響，甚至是引發更多疾病。

當高齡社會來臨，女性一生有三分之一的時間需要在更年期後度過，而更年期照護得宜正是女性能否優雅走過銀髮生涯的關鍵。不要以為不舒服的生理症狀都是因為「老了」，如果能更多了解更年期的生理變化，便能對應每個症狀做出預防與治療方針。

我曾在兩年內做了近300個子宮鏡檢查，總計篩查出8個子宮內膜癌的早期患者，發現後立刻替她們安排手術，幸好早期發現，及早診斷並做治療，患者在術後復原情況都很良好。而這就是專業醫療對於人類壽命延長的貢獻。

本書對於女性更年期相關的諸多生理症狀，提供了完整的說明及預防方案。而除了生理上需要「抗衰老」，現代女性對於外表與生理也需求同步跟進。因為，如果妳已經具備了抗衰老的生理素質，外表卻是一副老態龍鍾的皮囊，那長壽對愛美的女人來說，無疑也是一種若有所失。

整形外科並不是我的強項，為此，我邀請了兩位年輕，但具有完整訓練且臨床經驗豐富的整形外科醫師，分別是潘致皓醫師與黃元熙醫師，加入這本書的寫作陣容，希望能在臉部整形這個部分提供給讀者更多的參考意見。書中從生理結構分析、醫美專業，到哪些手術可以幫助恢復年輕樣貌，都有詳細說明。

本書的內容除了上述在專業醫療上的說明，也從生活面，包括運動、飲食、肌膚保養等方面提出建議，幫助女人全方位抗衰老。此外，如同我一向在其他著作中提倡的「持續做愛不會老」，我還是要再一次重申，做愛真是一項CP值最高的不老祕方，因為經過科學驗證，多做愛真的能讓身體產生快樂的荷爾蒙。

迎接高齡社會，謹以本書獻給普天下女性，祝福妳們健康、美麗，青春不老！

潘俊亨

自序二

每個人的成長旅程中，無論曾經如何追求美麗或在意外貌，隨著歲月的流逝，我們的身心都會逐漸走向成熟與蛻變。尤其在進入40歲以後，身體的變化不再悄無聲息，而是以顯著的方式告訴我們，人生已進入另一個階段。

對許多女性來說，更年期的到來標誌著生活的一大轉折，它帶來的生理、心理和情感上的影響，使許多女性感到困惑、煩惱甚至挫敗。然而，這也正是一個重新認識自我、重建健康與美麗的契機。

本書正是為此而誕生。書中不僅是關於如何延緩歲月的痕跡，更是從內在出發，透過科學的健康知識和實際的美容建議，幫助讀者找到維持青春的秘訣與智慧的生活方式。透過全面了解更年期的生理變化，知道如何應對可能出現的症狀，這本書希望成為每位40～65歲女性的好夥伴，陪伴妳們平穩度過這個階段。

在書中，妳將發現詳細的知識章節，從認識更年期開始，逐步帶妳理解更年期的生理特徵，並深入探討女性在此期間常見的婦科疾病與症狀。接著，書中也將引領妳探索女性老化的原因，以及如何透過有效的醫學和美容手段，如臉部整形手術，來達到回春效果。重要的是，這一切都將從健康的角度出發，以安全且適合的方式協助妳延緩歲月、保持活力。

重新認識更年期：正確面對人生的自然過程

更年期是每位女性必然經歷的自然過程。當我們的生育能力逐漸衰退，體內的荷爾蒙平衡隨之改變，身體也會表現出不同的生理反應。許多人可能會經歷潮熱、盜汗、失眠、焦慮等困擾，這些症狀在日常生活中無法忽視，而對一些女性來說，更年期還可能帶來一些婦科疾病的威脅，如骨質疏鬆、心血管疾病等。

面對這些挑戰，理解和認識更年期成為極其重要的一步。本書提供了深入的解釋和建議，幫助讀者正確看待更年期，並掌握一些可以舒緩症狀、改善生活品質的策略。透過這些知識，妳不僅可以更加自信地面對自己的身體變化，還可以在理解自己的過程中找到重新掌控健康與幸福的方法。

重拾自信：美容與回春的秘訣

除了健康的維護，女性們也希望在外貌上保持青春光彩。年齡的增加固然會帶來不可避免的外貌改變，但隨著現代醫學與美容技術的進步，我們有更多選擇來凍齡與回春，重拾自信。書中包含了專業的美容建議，包括臉部整形手術和非手術的美容方式，協助女性了解適合的選項。

在這一部分，我們將揭開許多臉部回春的秘密，從最常見的注射療法、皮膚保養，到各種面部整形手術，詳細介紹每一項技術的優點、適

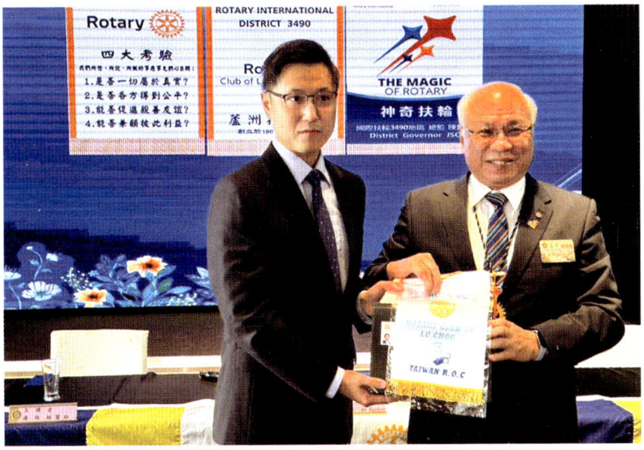

◀潘致皓醫師（左）受蘆洲扶輪社邀請演講

用人群及潛在的風險。這些知識將幫助妳在選擇時更加明智，找到最符合自己需求的美容方法，讓美麗與自信成為日常的一部分。

更年期的心靈療癒：擁抱人生的智慧

更年期的轉變不僅限於生理層面，心理上的改變同樣深刻。這是一個逐漸放慢腳步、重新審視生活的時期，我們的心靈需要在這段時間中得到舒緩與支持。本書希望通過一系列身心靈成長的建議，鼓勵女性從容地擁抱自己所經歷的每個過程，並在這些轉變中找到人生的智慧與內心的平靜。

許多女性在更年期經歷的情感波動，其實是人生智慧的積累。當我們學會接納變化，而非抵抗它，我們便能以更加平和的心態面對未來。書中提供了許多生活技巧，讓讀者學會在日常生活中找到喜悅和滿足，並從自我肯定中獲得力量。這些方法不僅幫助我們舒緩壓力，也能讓我們在生活的每一天中找到自信與美麗。

每位女性都是獨特的存在，而每位女性也都應該擁有充滿活力的更年期。本書的每一頁，都承載著我們對於女性健康與美麗的深切關懷。希望透過這本書，妳能夠在這個旅程中找到所需的力量，無論是生理上的調適，還是心靈上的成長，都能夠自信地迎接歲月，讓美麗與健康成為妳生活的夥伴。

閱讀這本書，讓它成為妳通向健康、凍齡和美顏的指南。願妳在歲月中，持續散發出耀眼的光芒，擁有內外皆美的自我。

潘致皓

自序三

隨著時間的流逝，女性總難免在臉龐及身上留下歲月的痕跡。這個人生的自然階段，往往伴隨著一系列外貌及生心理的改變。身為一名婦產科醫師，我常常在診間看到許多女性面對更年期時的掙扎：不僅是身體上的改變，還有心理上需承受的壓力。

進入更年期後，由於體內的女性荷爾蒙水平急遽下降，因而帶來許多不適感，如熱潮紅、失眠、情緒波動、皮膚鬆弛及身材變形，甚至有許多婦科方面疾病也會接踵而至，這讓許多女性感到焦慮與不安。但更年期並不等於衰老，它更像是一個轉折點，一個讓我們重新審視自我、擁抱變化的機會。

現代醫學已經發展出許多有效的抗衰老療程，不僅能夠緩解更年期的不適症狀，更能幫助女性延緩衰老，恢復健康與自信。

首先，荷爾蒙替代療法（HRT, Hormone Replacement Therapy）就是一種常見且有效的治療方式，通過補充體內減少的女性荷爾蒙，來緩解更年期帶來的各種症狀。除此之外，運動也是更年期女性對抗衰老的重要武器，質量好的運動，不僅能幫助保持理想的體重，還能減少肌少症的發生。

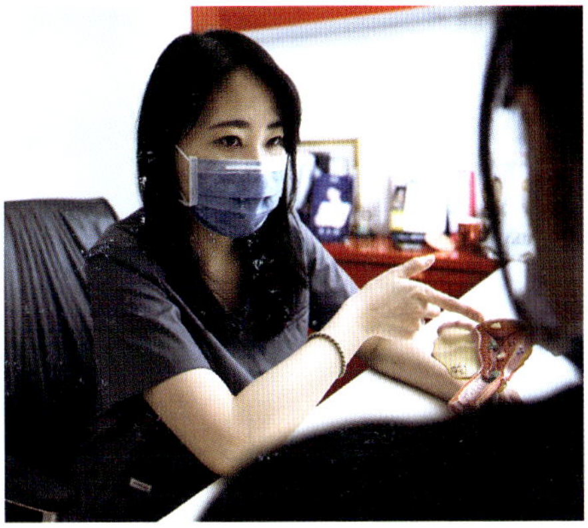

另外，飲食與營養管理對健康也扮演著重要的角色，補充鈣質和維生素D、均衡的蛋白質攝取、以及減少飽和脂肪的攝入，能保持心血管健康、增加骨骼強度及肌肉力量。

最後，隨著現代醫學美容技術的進步，各類型的外用保養品、非侵入性治療及手術治療，亦能有效延緩皮膚老化，使面容更加年輕，更能使體態調整到最佳狀態。

現代女性無論年齡、職業或生活方式，無不希望延緩衰老對身心靈各方面帶來的影響。這不僅僅是關於肌膚的光澤與緊緻、體態的結實，更是關於內在心理的平衡及年輕狀態。

本書從了解更年期，通過荷爾蒙替代療法的調理、健康的飲食及規律運動來強化身體機能，以及醫學美容對外在的修復，都有詳細的介紹。希望能幫助妳了解更年期中所面臨的衰老問題，並探索如何抵抗及延緩衰老，始終保持健康與自信，一同優雅地面對時間的變遷，展開一場美麗的重生。

黃元熙

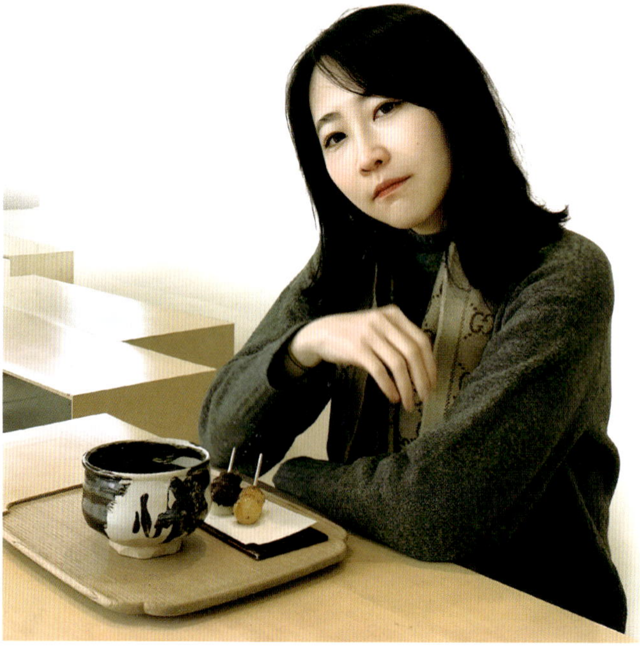

CH1

認識更年期

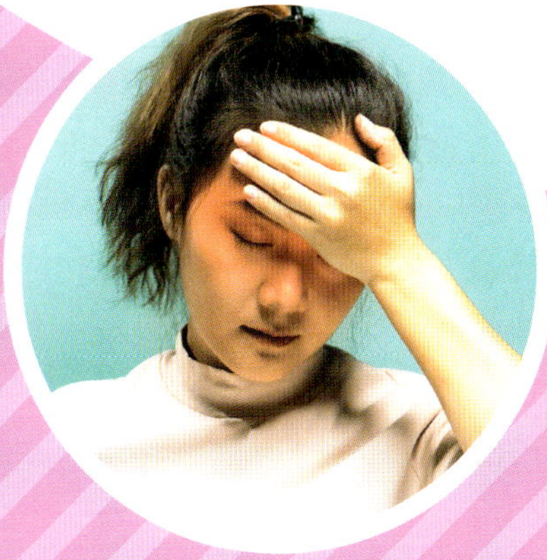

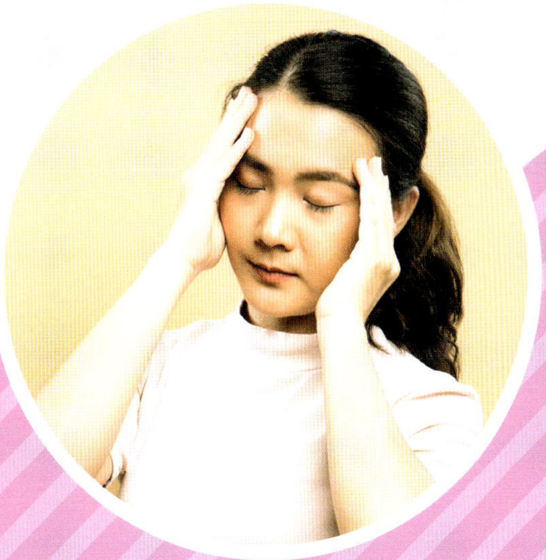

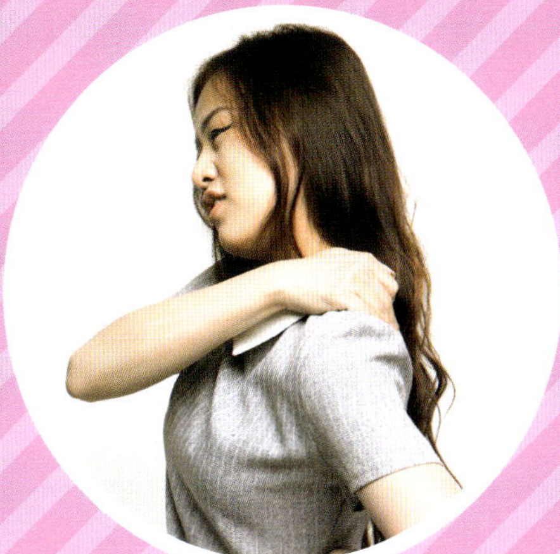

女人1/3的生命要在更年期後度過

根據我國內政部統計，2022年，台灣女性的平均壽命已達83.28歲，這也就意味著，女性一生可能有1/3的時間需要在更年期後度過。

更年期是女性從生育期進入老年期的過渡階段，這時，內分泌會發生改變，雌激素分泌減少，卵巢功能衰退，進而引起內分泌失調。一般，45～55歲的女性為更年期階段，臨床上常見症狀為月經週期不規律、潮熱出汗、心悸、情緒低落、頻尿、胸悶、失眠等，而一大部分女性也會開始出現皮膚搔癢或是陰道搔癢等症狀。

此外，女性在更年期因卵巢功能萎縮，造成荷爾蒙分泌逐漸減少，月經開始變得紊亂不規則，有時會出現2～3個月才來一次月經的情形。若1年以上沒有月經來潮，即表示「停經」，而停經前後這段過度期就稱為「更年期」，一般持續2～5年的時間，但因為每位女性卵巢內的濾泡總數不同，因此，進入更年期的年齡及持續時間每個個體會有所差異。

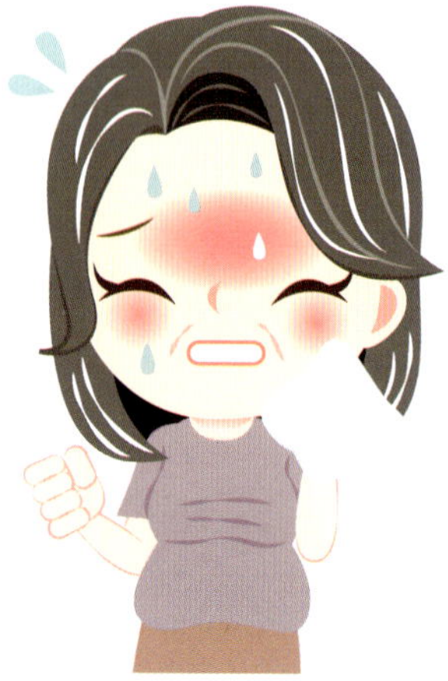

卵巢功能衰竭的早期症狀為月經異常，例如月經經期從5天縮短為2天，或是週期從30天改變為21天，有這樣狀況的

女性建議可進行血液評估檢查。透過血液檢查「抗穆勒氏管荷爾蒙」（AMH）濃度，了解卵巢年齡及卵泡數量；如果濾泡刺激素（FSH）濃度高於40mIU/mL，而雌激素偏低，即代表卵巢功能已經開始退化。

而因為體內雌激素突然下降，產生的包括心臟、血管、新陳代謝、生殖泌尿、骨關節及精神上的疾病與各種生心理不適症狀，統稱為「更年期症候群」。

更年期通常發生於停經前數年，平均介於45～55歲之間，但在承受社會變遷的壓力、環境荷爾蒙等因素的影響下，近年，女性停經年齡層有逐漸下降的趨勢；門診上，亦不乏見到 40歲以下便停經的女性，即為「早發性更年期」。

某些女性在骨盆腔化療或放射性治療後、接受卵巢切除術、遺傳因素、自體免疫疾病等狀況，更年期可能會提前到來。

環境荷爾蒙

一種具有模仿、偽裝成人體內荷爾蒙特性，從而干擾人體內分泌系統的化學物質。它們可以通過空氣、水、食物以及皮膚接觸等途徑進入人體內，並在體內累積；常見的環境荷爾蒙包括：塑化劑（雙酚A）、農藥（除草劑、殺蟲劑）、工業化學品（染料、油漆等）和某些藥物等。

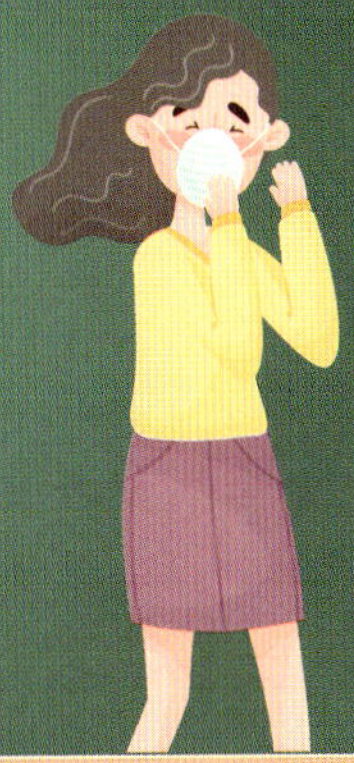

妳的更年期到了嗎？

更年期的時間從停經前延伸至停經後，時間相當長。若以停經為分界點，可將更年期分為兩階段，在停經之前出現的稱為「更年期前期」，停經之後則為「更年期後期」。更年期前期維持的時間可長達10年，而停經後才要面對的更年期後期，延續的時間較短，一般約2～3年。

女性更年期前期通常可分為以下幾個階段：

1.生殖年齡晚期：指女性仍然有月經週期，只是每次月經至排卵期（濾泡期）的時間慢慢變短，黃體素分泌也逐漸減少，這表示生育能力在逐漸降低，這個階段平均從40歲左右開始。

2.停經過渡期：一般在45～48歲，這個時期的生理特徵是月經週期逐漸延長，從原本的28～32天來一次，慢慢延長為40～50天來一次，每次的經血量也會明顯變少，不過這其實不能算是確切的更年期生理訊號，而只是停經前症狀。

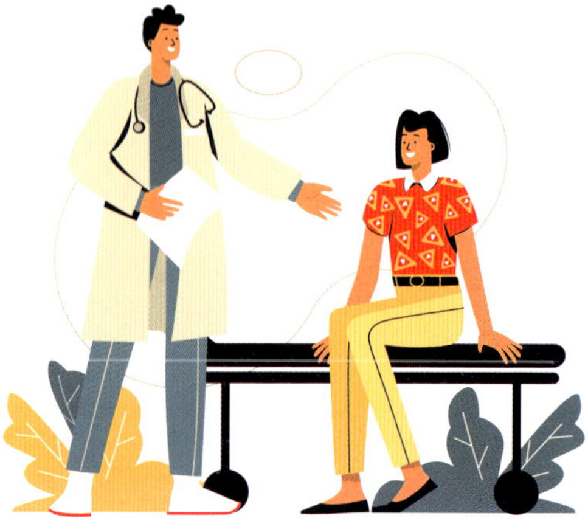

3.更年期：真正的更年期指完全停經，也就是距離最後一次月經至少連續12個月都未再出現月經，才是定義上正式進入更年期。

停經的定義

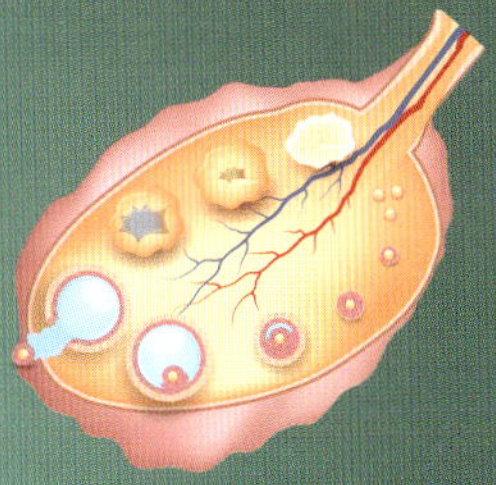

源於卵巢濾泡生長功能的喪失或根本消失（每1個濾泡由1個原始卵子及其周圍基質細胞組合生長而成，代表著1次卵子生長，也是1次排卵及受孕的機會，基質細胞則是雌激素及排卵之後產生黃體素的來源，若受孕不成則為1次的月經週期）。而導致永久的停止月經週期，由最後一次來月經算起12個月，若都沒再出現月經，即可診斷為停經。國人女性平均停經年齡為51歲。

通過健檢確認健康狀況，降低更年期不適症狀的影響

更年期女性因為女性荷爾蒙變化的關係，身體上會出現連帶的反應，建議女性在面臨更年期時，不妨先做基本的健康檢查，包括：肝功能、腎功能、血脂肪、乳房攝影、骨質密度及子宮頸抹片等，確認自己的健康狀況，讓身心能保持在理想狀態，以降低更年期帶來的影響。

若有更年期身心症狀出現，經過生活方式與飲食調整後，更年期的不適症狀仍然相當明顯，建議應尋求醫師協助，評估採取荷爾蒙或非荷爾蒙的療法。

面對更年期，女性朋友要更關心自己，留意自己身體的變化，妥善調整生活步調與飲食習慣，必要時，則可借助藥物的協助，幫助安然、愉悅的度過更年期。

更年期症候群有哪些症狀？

女性面臨更年期荷爾蒙分泌不足，大多數的人會產生一些身心症狀，稱為「更年期症候群」。

早期症狀

1.熱潮紅：臉、身體突然感到燥熱，一天中可能發作很多次，每次約1～5分鐘。

2.盜汗：全身冒汗，發生在睡覺時可能造成睡眠中斷、失眠。

3.心悸：無來由突然心跳很快，感覺快喘不過氣。

4.情緒變化：易怒、煩躁、焦慮、不安。

晚期症狀

1.骨質疏鬆症：容易造成脊椎壓迫性骨折、髖骨或手腕骨折、身高變矮。

2.心血管疾病/三高。

3.頻尿、尿失禁、陰道乾澀、陰道炎。

4.肩頸腰背酸痛、四肢疼痛。

5.皮膚乾燥。

6.白髮、掉髮。

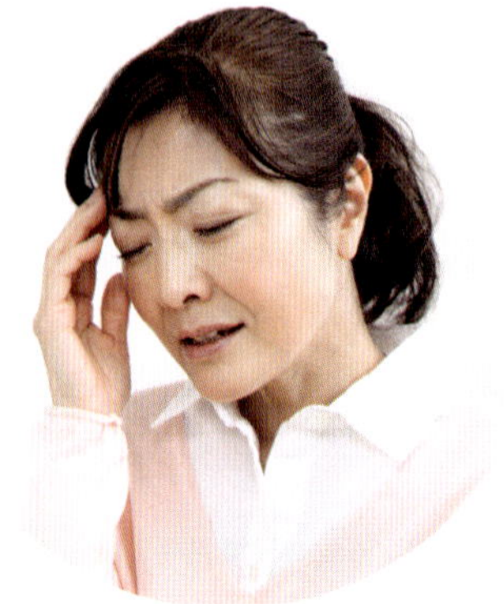

更年期症狀自我評量

您可依照下表中的左列症狀，以身體感受的程度分別勾選0分、1分、2分、3分（0分=沒有，1分=輕微，2分=中等，3分=嚴重），並算出總積分，即可評估妳的更年期症狀程度。

症狀＼積分	0	1	2	3	症狀＼積分	0	1	2	3
熱潮紅					背痛				
頭昏眼花					關節疼痛				
頭痛					肌肉酸痛				
暴躁					面部細毛增多				
憂鬱					皮膚異常乾燥				
失落感					性慾減低				
精神緊張					環境感受度降低				
失眠					陰道乾澀				
容易疲倦					行房時有疼痛感				
總積分									

一般而言，總積分超過15分者極可能表示雌激素分泌不足，如有不適，可向婦產科醫師諮詢。

更年期症狀多久會消失？

一般臨床觀察，更年期症狀通常在3～5年內會消失，有的人可能會持續長達10年，由於每個人的體質不同，更年期女性症狀的嚴重程度也因人而異，約25%的人會出現較為嚴重的更年期症狀，大部分的人則屬於輕微、甚至沒有症狀，但實際情況也因個案的耐受程度而有所差異。

當更年期症狀已影響到日常生活，甚至讓人感到嚴重不適，建議及早尋求醫療處理，以免引發其他更為嚴重的身心症狀。

掌握身體狀態，可減少更年期的慌亂與焦慮

更年期是女性生心理在一生當中重要的轉捩點之一，除了會因為女性荷爾蒙缺乏出現一些明顯的身心症狀之外，許多女性也會出現一些連婦產科醫師也無法明確找出病因的症狀。例如，患者經常抱怨心臟突然跳得很快或很重（醫學上稱此現象為心悸）、容易疲倦、沒有精神、抽筋、肌膚搔癢、注意力無法集中、頭暈目眩、腸胃不適、記憶力衰退、煩躁不安、肌肉酸痛、性慾減低等。

從這些患者的口述，看起來好像全身都是病，但是當醫生幫她們安排做全身健康檢查，卻總是找不出身體器官有異常的證據，因此，這些女性的抱怨和問題經常被週遭的親友忽視，或當成是無病呻吟。

其實，女性進入更年期，由於卵巢機能衰退，體內的女性荷爾蒙大幅下降，確實會使女性的身體因發生明顯的變化而出現以下各種症狀：

1.月經週期改變：初期，月經量可能增加，也可能減少，同時，經常會有延誤的情形發生，由延誤數天、數星期、數月，直至最後完全停止，當然，這段期間卵巢通常是不排卵的，因此，女性在進入更年期後，受孕的機率會降至很低。

2.面部潮紅：女性在這時期經常會無來由的感到臉上一陣發燙，有時還會出現紅暈，症狀輕微的可能一天只出現幾次，一次只持續數秒鐘，嚴重的話，一天中可能連續不斷地出現。這種現象和女性荷爾蒙缺

乏有關，但天氣溫暖、衣著或寢具太保暖、運動、情緒有壓力等，也都會加重這類症狀的發生。

3.大量出汗：在晚上睡覺時特別明顯，有時一個晚上需要更換好幾次睡衣，使患者的睡眠品質受到嚴重干擾，以致睡不好或失眠，造成隔天精神不佳或體力不濟，甚至造成頭痛。

4.陰道發炎：女性荷爾蒙不足會使得陰道黏膜變薄變脆，很容易因受傷破皮而遭到細菌感染，這種情形稱為老年性陰道炎。陰道如果發炎，白帶會自然增加，使得外陰部容易因受到刺激而有搔癢感。陰道若發炎破皮，會進一步使女性在性行為時產生疼痛感而無法順利進行。

處在更年期或更年期過後的女性，如果有白帶增多、陰道發炎的現象，最好到醫院接受檢查，以確認是否為念珠菌感染、陰道滴蟲感染、單純的老年性陰道炎，還是子宮頸癌引起的症狀。

5.腰酸背痛：造成更年期婦女腰酸背痛的原因很多，例如平時不正確的姿勢，使腰背承受過多的壓力，或情緒的困擾，都有可能造成腰酸背痛。但需要注意的是，女性荷爾蒙缺乏會讓骨質變得疏鬆，也是造成腰酸

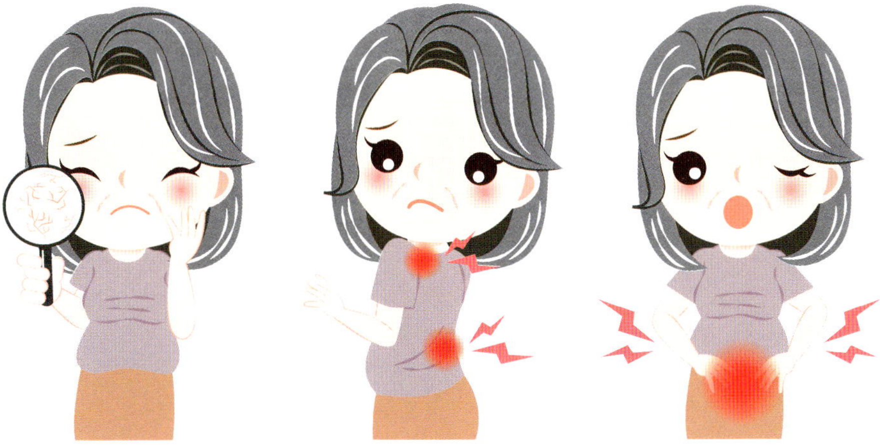

背痛的可能因素。由於骨質疏鬆使得骨質變得不堅實，易於受到體重的壓縮或擠壓，因此，更年期過後的女性經常會出現身高變矮的情形。

6.類似膀胱炎的症狀：女性荷爾蒙不足會使得膀胱的功能減弱，因此更年期女性常有小便次數多或急的現象。若有這種情形，最好到醫院檢查，以確認是否為膀胱發炎；同時要做內診檢查，確認有無生殖器腫瘤，因為卵巢或子宮的腫瘤如果壓迫到膀胱，也可能造成尿急的現象。

7.性慾減低：陰道與外陰部因失去雌激素的滋潤，上皮逐漸萎縮變薄，組織失去彈性，分泌潤滑功能退化，感覺乾燥且敏感，使性生活變得困難，也因痛感、易出血、易受傷感染等種種生理不適，讓許多更年期過後的女性性慾隨之減低。

即將或已經進入更年期的女性，要多了解更年期可能發生的狀況，包括生理上的改變及心理上的不舒服狀態，清楚掌握自己的身體狀況，能減少慌亂與焦慮，並有助找到解決的方法。

如何能提升自我的覺察力？除了瀏覽閱讀相關資訊、吸收過來人的經驗，也可諮詢婦產科專業醫師，都能更具體了解自己的需求。

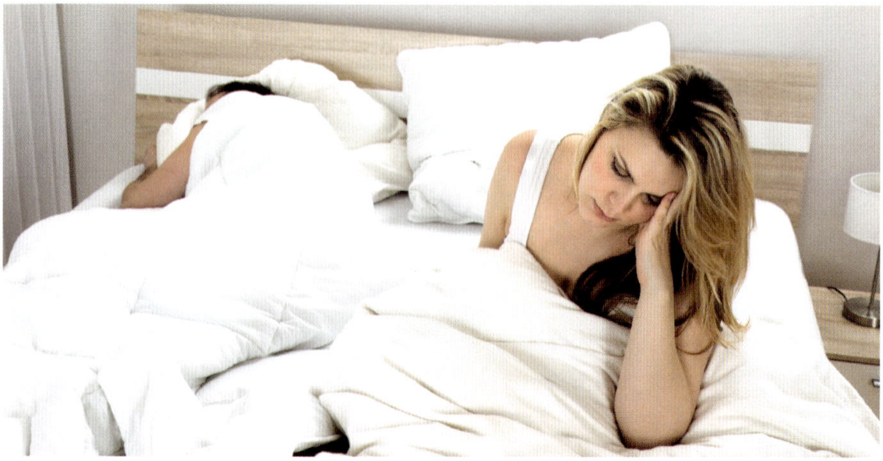

隨著年紀增長，女性反而會變得更有魅力

1975年出生的英國知名演員、好萊塢影后、因主演電影〈鐵達尼號〉而聞名全球的凱特溫絲蕾，如今年近半百，體態略顯豐腴，八卦媒體經常對此加以嘲諷，但她對自己的身材及外型仍充滿自信。當被問到對目前身材的感想時，這位奧斯卡影后直言：「我覺得很好，我認為自己看起來非常棒！隨著年紀增長，女人應該要懂得接納自己。」

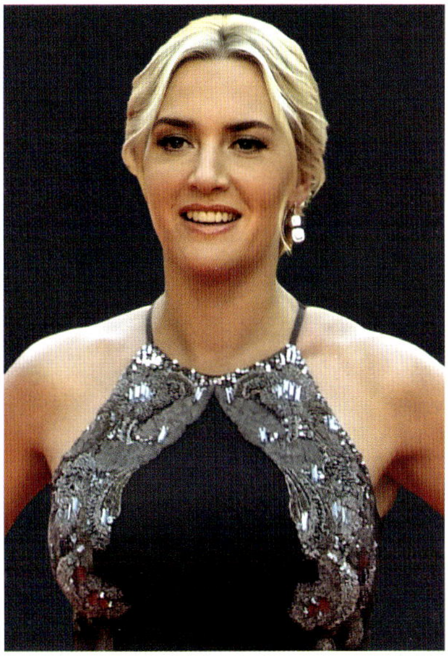

英國知名演員凱特溫絲蕾。(取自維基)

她說，「我們太習慣在40多歲時就認為『哦，我已經接近人生的盡頭』，覺得自己即將進入更年期、停止性生活、胸部下垂、皮膚鬆弛。但這又如何？這只是給自己套上枷鎖。」

凱特溫絲蕾認為，女性隨著年紀增長反而會變得更有魅力、更性感、更了解真正的自己，心靈上也會更有力量。「我總是跟朋友說，妳看起來很棒、妳看起來真不錯。」拒絕「容貌焦慮」的凱特溫絲蕾，果

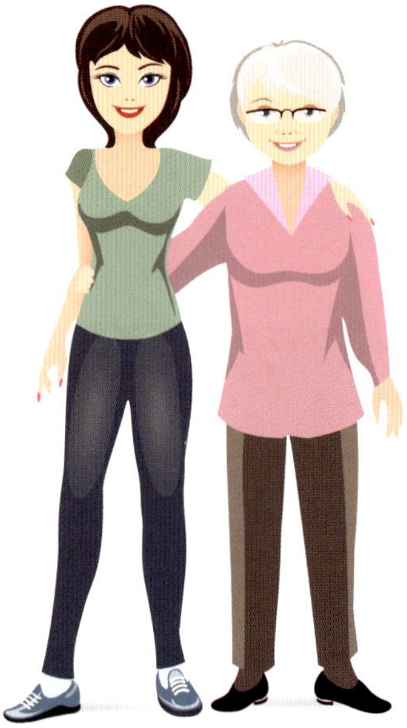

然是從裡美到外。

而這種自信不只是個別菁英女性才能擁有的心理狀態，它還是經過社會科學驗證的成果。西班牙精神病學家塞爾吉奧．奧立維羅斯．卡沃（Sergio Oliveros Calvo）博士以及心理學家皮拉．康德（Pilar Conde）曾經針對一項關於女性對個人外貌的調查發表了看法。

某保養品牌針對西班牙地區45～70歲的女性對美容保養的個人看法進行問卷調查，90%受訪者對自己的膚況感到自信和滿意。她們認為，每個年齡都是必須享受的人生階段，且這種想法在60歲以上的女性身上尤其明顯。

兩位專家都相信這項調查數據的真實性。「當女人進入熟齡，會更加意識到她們依賴於自己的不再是外表，而是其他領域，例如：工作、社交、情感、家庭……這些都給予她們更多的安全感，也證明她們已獲得自信。」奧立維羅斯博士表示，不只如此，45～50歲的女性在情感管理上也更趨於成熟，「她們已經擺脫幻想和不切實際，她們了解現實，並知道如何處理它，這是大多數熟齡男性所沒有的能力。」

兩位專家都認為，50歲過後的女性很清楚自己想要什麼，「豐富的生活歷練讓人更清楚自己的價值觀，並決定想在哪些方面投入時間、精力和關注。她們根據自己的標準做出回應，而不是對我們的期望做出回應。」

沒錯，女人們，當妳能按照自己的心性去過生活，一定會讓自己更有自信，而自信一定能幫助妳增添無限的外在風采。

CH2

更年期女性的煩惱

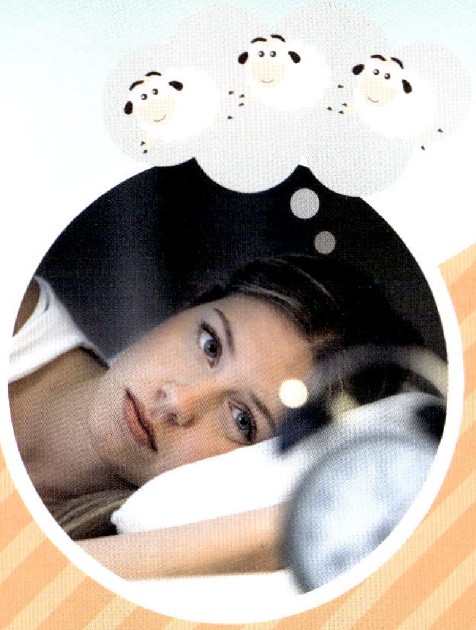

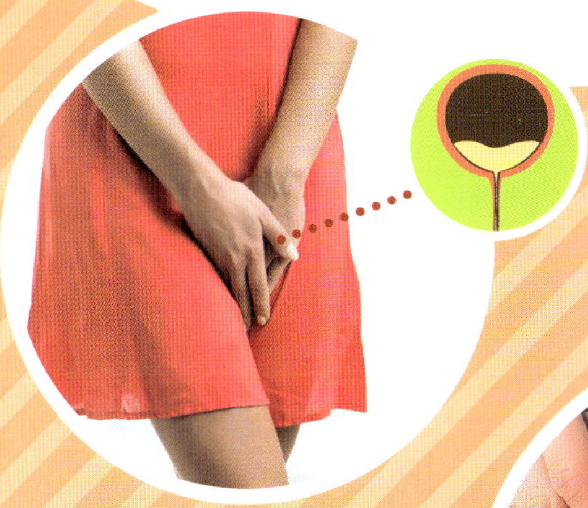

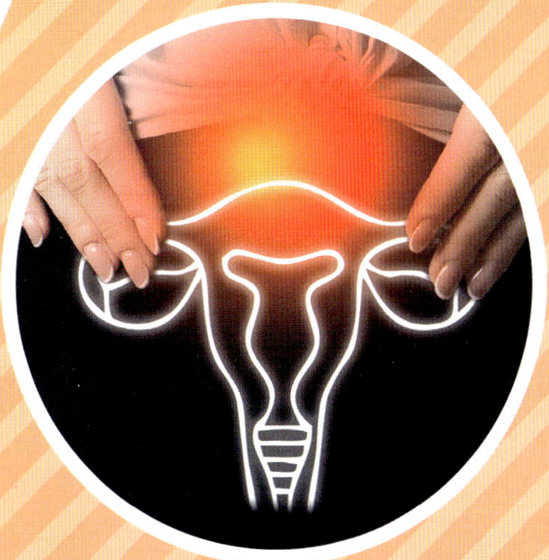

根據國民健康署「國民健康調查」統計，約有35.5%的已停經婦女曾經出現更年期障礙，而另一項針對台灣婦女更年期經驗的研究發現，受訪女性對更年期症狀缺乏正確的認知。本章內容詳細陳列更年期女性最經常面臨的疾病及症狀，如果妳有相關困擾，但不確定自己的身心症狀是否與更年期相關，透過以下的說明，妳可以有進一步的認識。

子宮肌瘤

子宮肌瘤是一種平滑肌瘤，或稱纖維瘤，據統計，超過30%的女性在一生中會患有子宮肌瘤。它是女性最常見的一種良性婦科腫瘤，好發年齡為35～45歲。子宮肌瘤產生的原因目前並不能明確，推測與荷爾蒙有關，如懷孕時肌瘤變大，而停經後肌瘤變小。

子宮肌瘤是一種生長在子宮肌肉層內的腫瘤，通常是由子宮平滑肌細胞形成的異常增生，大多數為良性，僅約千分之二為惡性。由於子宮肌瘤形成與雌激素變化有直接關聯，因此雌激素分泌減少時肌瘤就能減少刺激增長的來源，即有機會變小，甚至消失，多數的子宮肌瘤在更年期後由於激素分泌減少而呈現萎縮，不過並非所有的肌瘤都能因激素分泌減少而縮小，因此建議患者要定期回診檢查，以避免腫瘤向惡性發展。

子宮肌瘤的型態可分為：

1.子宮漿膜下肌瘤：位於子宮的外層表面，可向子宮外的骨盆腔或

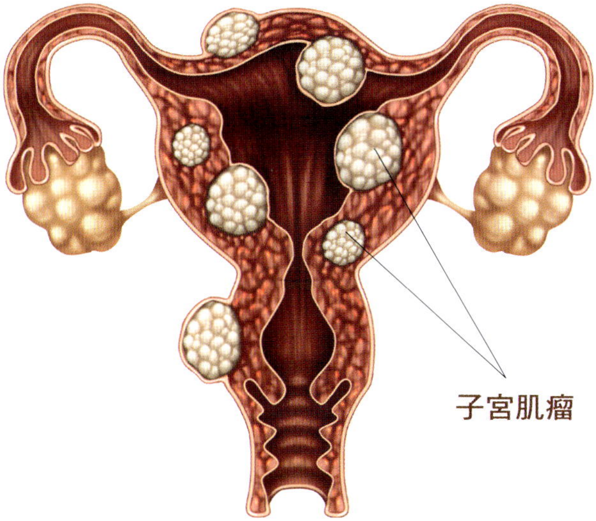

腹腔突出生長，因空間較大，有可能長得比較大，臨床症狀通常不明顯，體積變大時會出現背痛、便秘和頻尿、尿滯留等問題，月經量呈現正常。

2.子宮肌層間肌瘤：位於漿膜層和子宮內膜間的肌肉層，屬於最常見的一種，可能會造成經血過多，或是延長月經來潮的時間。

3.子宮黏膜下肌瘤：由子宮內膜下層往子宮腔生長，可能導致子宮腔變形並影響子宮內膜功能，進而引發月經不規則、月經出血過多和盆腔疼痛等症狀，是最容易造成月經期大量出血的一種肌瘤。

子宮肌瘤患者會有哪些症狀？

1.經痛或慢性骨盆腔疼痛。

2.月經過多：經血量多、有血塊，經期過長，甚至造成貧血。

3.壓迫症狀：如壓迫膀胱，會造成膀胱功能障礙（排尿次數增加、壓力性尿失禁）；如壓迫直腸，則會造成排便困難。

4.有時成為腹部腫瘤，許多患者大到如懷孕4～5個月都不自覺。

5.懷孕合併症：懷孕時肌瘤往往會快速長大，可能造成疼痛或其他合併症，如胎位不正、難產或產後出血等。

子宮肌瘤的治療方法

沒有症狀的子宮肌瘤一般只要觀察即可，藥物有時雖可收一時之效，但根本治療通常以手術為主。

以下情況通常需要透過手術治療：

1.臨床上有經痛、經血過多，且已造成貧血現象。

2.肌瘤過大，致發生膀胱大腸等壓迫症狀。

3.肌瘤大小超過懷孕12週時的大小，約5～6.5公分。

4.肌瘤的生長情形太快、體積太大。

5.有根蒂或漿膜下層肌瘤扭轉的可能。

6.間質或黏膜下層肌瘤壓迫到輸卵管的近端，導致阻塞而不孕者。

以下情況需定期追蹤，但可暫不考慮手術：

1.肌瘤不大、症狀不嚴重。

2.懷孕期間。

3.處於更年期階段。

4.已停經。

手術治療方式

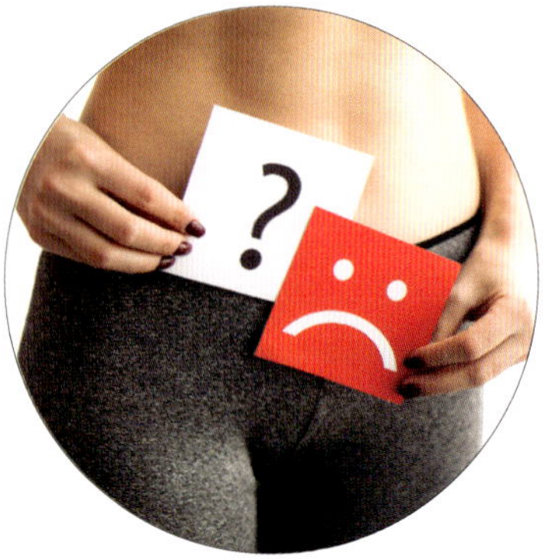

1.傳統開腹式：直接以目視進行手術，優點施術時視野清楚，缺點是傷口大、術後需要較長的復原時間。

2.子宮內視鏡：將鏡頭器械自陰道進

入子宮腔，需搭配液體做介質撐起子宮，以進行手術治療，此術式風險及併發症機率較低，若加採用冷刀能避免熱傷害。

3.微創腹腔鏡：直接針對腹腔做治療，無須介質，因此沒有水中毒的風險，施術時需在腹部開2～3個0.5公分的小洞，以伸入帶有光源的鏡頭及處理病灶的器械，精準治療的同時還能同步檢查是否有遺漏，兩者可一次完成。

4.達文西機器手臂：其獨特精密的機械手臂，可做出比人類手臂還要靈活及穩定的動作，加上3D提供清晰的目視，可在遠端同步無時差操作，巧妙結合影像檢查系統。達文西子宮肌瘤切除手術目前佔國內達文西手術總量約1/3，其手術時間雖較一般腹腔鏡子宮肌瘤切除手術長，但它可切除更大、更多、更困難切除的子宮肌瘤，也因為手術出血量少，子宮傷口縫合效果佳，術後發生沾黏的情況更少，而受到患者的諸多肯定。

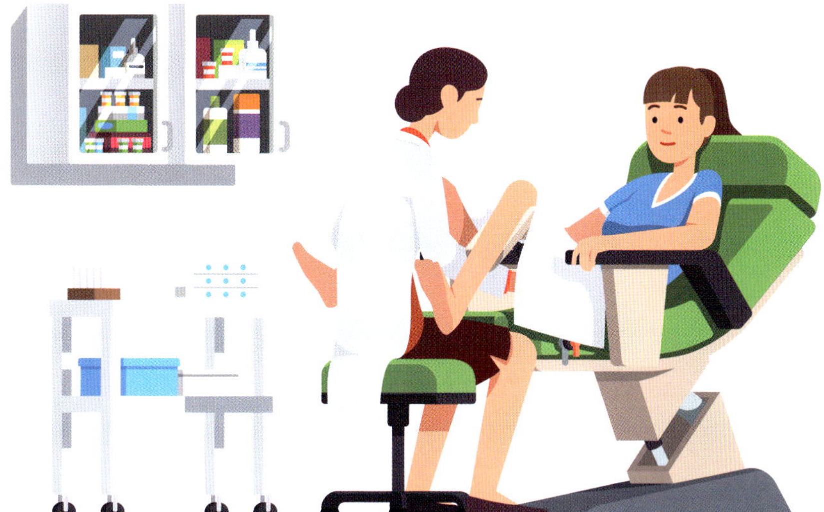

卵巢瘤/卵巢囊腫

卵巢瘤是婦科常見疾病之一，最常見的卵巢瘤其實不是真正的腫瘤，而是所謂「功能性囊腫」，亦即濾泡囊腫和黃體囊腫，這在青春期以後、更年期之前十分常見，通常在3個月經週期內會自動消失。

卵巢瘤惡性的機率與年齡有關

停經前約有13%的卵巢瘤可能是惡性，停經後約有45%的機率會是惡性；就體積來看，一般愈大的卵巢瘤有越高的機會是惡性；就超音波下的影像特徵來看，單純囊狀、均勻的囊腫、多囊的結構、內涵均勻高亮度結構，較有可能是良性腫瘤，但若固體和囊狀結構一同出現、或腫

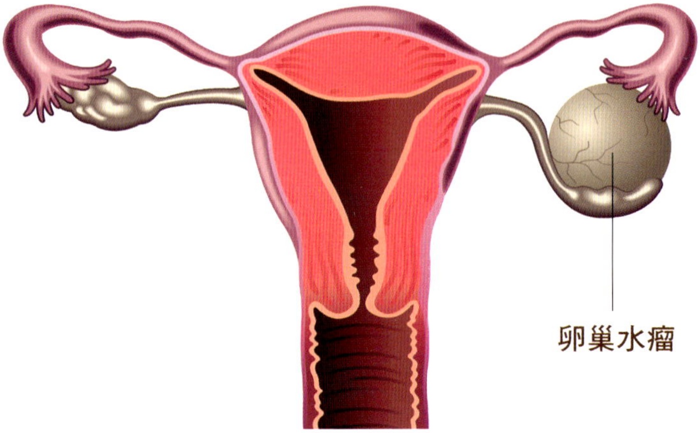

瘤內有不正常的乳突狀結構、很厚的隔間，甚至有腹水存在，都比較偏向惡性的可能。

卵巢在正常情況下是實質的組織，在有排卵週期的女性，其每個月卵子成長的過程會有少量液體的積聚，形成「濾泡」，月經週期中的前14天稱為「濾泡期」。在排卵期的濾泡可達到最大狀態，直徑約2～3公分，當超音波發現卵巢內有太多異常的液體出現時，可稱其為卵巢囊腫。

大部分卵巢囊腫屬於良性

卵巢囊腫一般可分為兩大類，一為良性，一為惡性。大部分的卵巢囊腫屬於良性，好發在育齡階段的女性。絕大多數的卵巢良性囊腫一般情況會在3個月內自行消失，只有在極少數的情況下，沒有在3個月內消失，且有變大的跡象；或是女性在停經後仍持續存在的囊腫，才有懷疑為惡性的可能。

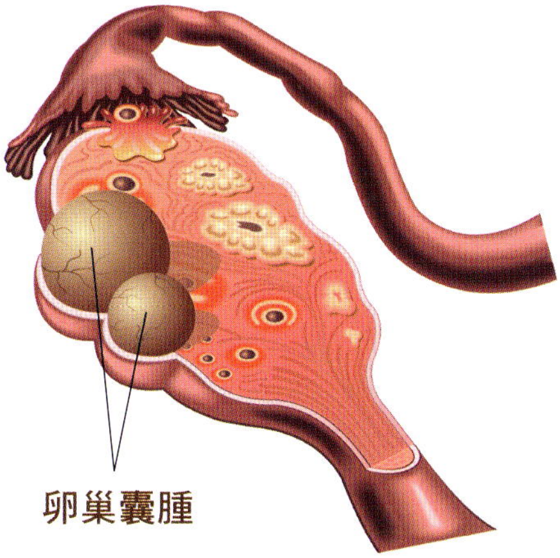

卵巢囊腫的類型可分為以下幾種：

1.功能性囊腫：這是最常見的類型。常見發生在排卵週期的育齡女性，異常量的液體積聚在濾泡內或黃體內，形成濾泡囊腫或黃體囊腫。這種功能性囊腫有時會很大，但不管用藥與否，通常會在3個月內自行消失。

2.出血性囊腫：有時濾泡囊腫及黃體囊腫生長速度過快，造成卵巢組織牽扯而裂開流血，這些血液因為沒有宣洩的出口，使得積聚在卵巢內，就稱為出血性囊腫，一般會自行消失，但所需時間較長。如果引發身體的不適較為明顯，可服藥來減緩症狀。只有在少數情況下，因病人呈現較嚴重症狀時才需要開刀切除。

3.漿液性上皮囊腫及黏液性上皮囊腫：在觀察3個月後仍然存在的囊腫，有可能屬於上皮卵巢囊腫，而非功能性囊腫。這是因為具有分泌功能的漿液細胞及黏液細胞在排卵後被包埋在卵巢內，不斷的分泌液體以致形成囊腫。這種囊腫不會自行消失，需要開刀切除。

4.子宮內膜異位瘤（巧克力囊腫）：指子宮內膜異位症發生在卵巢內，形成大量黏稠咖啡色像液態巧克力狀的積液。由於子宮內膜異位瘤會隨著時間推移而變大，漸漸侵蝕正常的組織，造成卵巢組織不可逆的損害。患者需評估病灶的性質，嚴重者需要開刀處理。

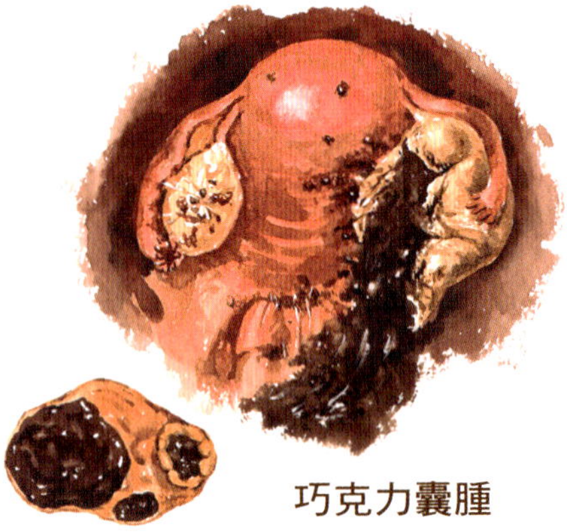
巧克力囊腫

5.畸胎瘤：這是一種很特別的囊腫，可能是患者在胚胎時期的細胞分化上出了問題，但經過很久的時間才表現出來。它會在患者的卵巢內生成毛髮、牙齒，還有一些油脂類的積聚。畸胎瘤不會自行消失，且可能不斷成長，還有15%的機率會造成卵巢扭轉，所以最好及早切除。一般來說，惡性的比率小於千分之一。

6.卵巢癌：罹患卵巢癌的機率相當低，但因為病灶位於骨盆腔內，不容易早期發現，可說是女性健康的隱形殺手，有疑慮者建議至婦產科進行超音波及內診診斷，至於有卵巢癌家族史的女性，可考慮在月經結束後2～3天接受腫瘤指標CA-125抽血及婦產科超音波檢查，以收早期發現、早期治療之效。

卵巢囊腫會有哪些症狀？

1.可能完全沒有症狀。

2.疼痛或壓迫感：因囊腫內的液體越積越多，進而拉扯到卵巢上的覆蓋物而引起疼痛，有時液體的重量壓迫在卵巢上，也會讓人覺得腹部有壓迫感。在特殊情況下，過大的卵巢囊腫會使卵巢發生扭轉，此時血液到卵巢的路徑會因為扭轉而被阻斷，造成卵巢內細胞壞死。因細胞壞死而釋放出來的化學物質，會造成患者難以承受的疼痛，打止痛針雖可緩解，但仍會復發，緊急時需要馬上開刀處理。

3.不孕：一般的卵巢囊腫並不會引起不孕，而在不孕症女性身上比較常看到的卵巢囊腫主要有兩種，一種是多囊性卵巢囊腫，另一種是子宮內膜異位瘤。如果評估不孕的原因與這兩類囊腫有關，可尋求不孕症專科做進一步處理。

4.月經紊亂：因囊腫干擾卵巢荷爾蒙正常分泌，導致月經失調。

5.腰圍變粗或觸摸腹部有異物：臨床上，患者常自覺變胖，衣服穿不下，或觸摸腹部時感覺摸到異物，因警覺而前來求診。

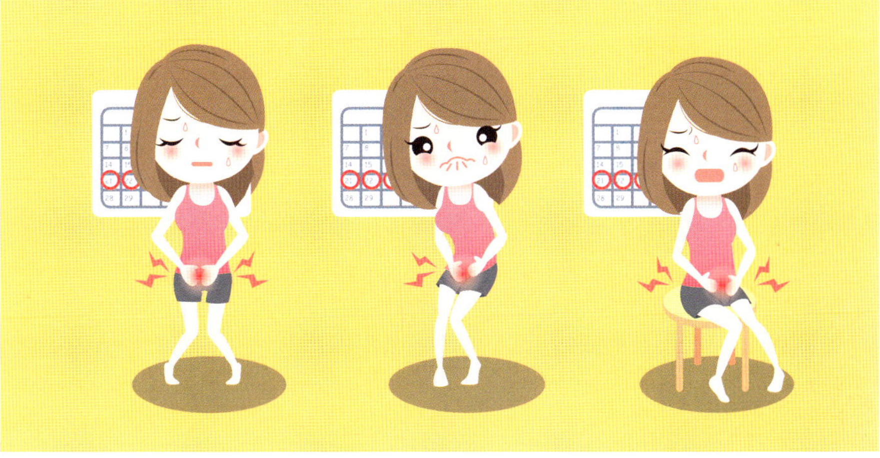

卵巢囊腫的治療方式

如果囊腫大小不超過8公分，又沒有不舒服症狀，建議可保持追蹤觀察，暫時不需要治療。但如果囊腫在超音波上看起來像是惡性，或觀察後囊腫並沒有縮小，反而持續增大，或合併有強烈疼痛，就需要開刀找出病因，並解決問題。

治療上，目前大多採用腹腔鏡手術，可將囊腫移除。但如果囊腫已大到佔據卵巢，可能就要將整個卵巢切除。一旦懷疑為惡性，需要採用傳統開腹手術處理。

卵巢的惡性腫瘤種類繁多，其預後情形皆不相同。一般來說，中老年女性較容易得到上皮細胞癌，此種癌症復發機率較高，預後較差；生殖細胞癌則容易發生在30歲以下的女性，這種癌症通常會有一些生理徵兆可尋，例如骨盆腔疼痛或感覺腹部有壓迫感，但這類腫瘤較容易早期發現，且治癒率較高。

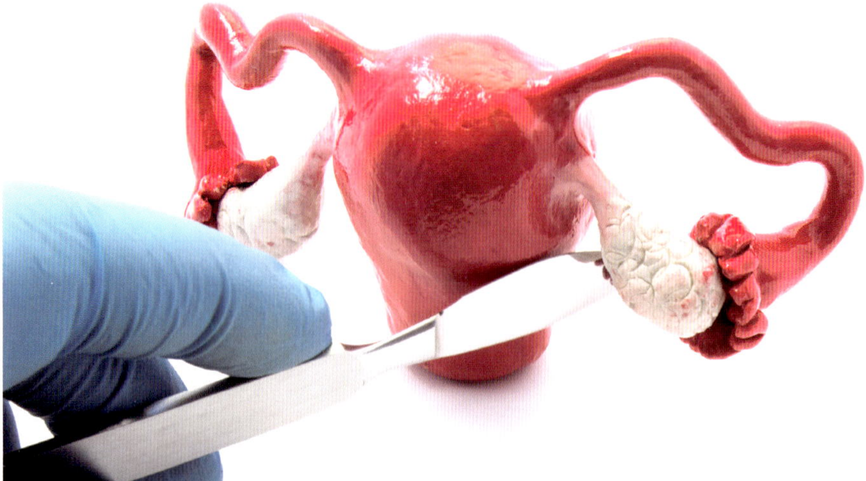

子宮息肉

子宮息肉指子宮腔上皮組織的黏膜細胞因過度生長而產生的良性腫瘤，由於生長位置為子宮內膜，也稱為子宮內膜息肉，可能發生在任何年齡，但特別好發於40～50歲，或曾罹患多囊性卵巢症候群、子宮內膜炎的女性，發生率為0.5%～4.8%。

子宮息肉的大小及數量因人而異，可能為1至多個，大小從0.5公分至數公分都有，通常可分為兩種類型：

1.子宮內膜息肉

主要為子宮腔黏膜細胞發生異常增生，子宮內膜息肉若過大，會造成女性經期不正常出血、月經不規則、經血量增加等症狀，嚴重則可能導致流產或不孕。主要症狀包括：陰道出血、不正常月經出血、性交後出血、經痛、陰道分泌物增加、下腹部墜痛感、分泌物有惡臭、停經後出血、經血量過多、經期延長等。

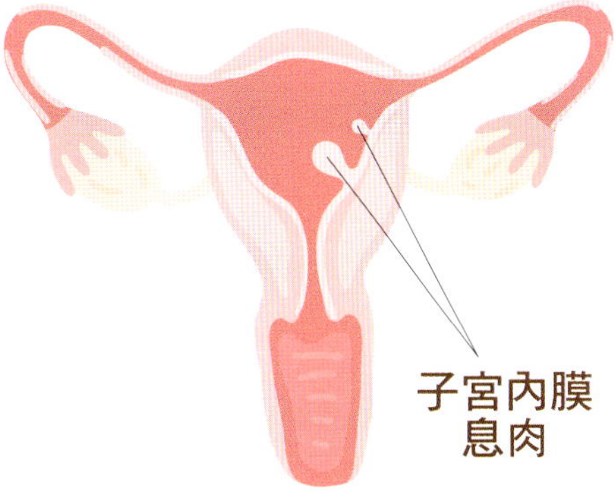

超音波檢查若發現子宮內膜有突起，代表可能有子宮內膜息肉，不過超音波無法看到整個子

宮腔，因此若有必要做進一步的診斷，需接受子宮鏡檢查，子宮鏡能檢視整個子宮腔。診斷型子宮鏡的尺寸較小，檢查時間僅需幾分鐘；治療型施作時患者需接受麻醉，檢查的同時可同步進行切除手術。

子宮內膜息肉通常是良性，若沒有症狀，也無懷孕需求，就沒有立即治療的必要；建議可定期接受超音波檢測，約每半年至1年追蹤1次。若有異常出血、月經不正常等症狀，建議可透過手術切除息肉以改善不適症狀。

2.子宮頸息肉

子宮頸息肉源自內子宮頸，多因發炎而導致細胞過度生長，最終脫垂出子宮頸口。子宮頸息肉如同手指狀，有個窄柄，可能會垂出到子宮頸口，可在內診時被發現。子宮頸息肉通常為多發性，不只1個，但是大小很少超過1公分，顏色為紅色或粉紅色。

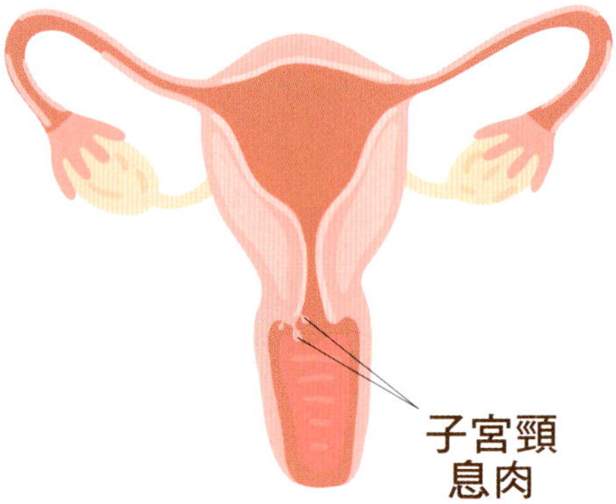

雖然子宮頸息肉是一種很小的良性腫瘤，但它可能會造成子宮頸抹片結果顯示異常，也可能引起不正常的陰道出血，或不正常的陰道分泌物。

子宮頸息肉或子宮內膜息肉都是小的良性腫瘤，但出現症狀時還是以切除為宜。

子宮內膜癌

近年國人婦科癌症發病率有很大的改變，從1996～2016年的20年時間裡，一直是婦女罹患率排名第一的子宮頸癌發生率下降了66%，且發病率呈現逐年下降的趨勢，但在同時間，子宮內膜癌的發生機率卻逐年上升，在20年間罹病人數上升將近3倍，成為女性罹患率排名第六的癌症。

上述趨勢持續發展，至2011年，子宮內膜癌的發病率終於超越了子宮頸癌，成為婦科癌症首位；據統計，發病年齡以50～60歲佔大多數，有25%會在停經前發生，40歲以下的患者約佔5%。

陰道不正常出血，竟是子宮內膜癌

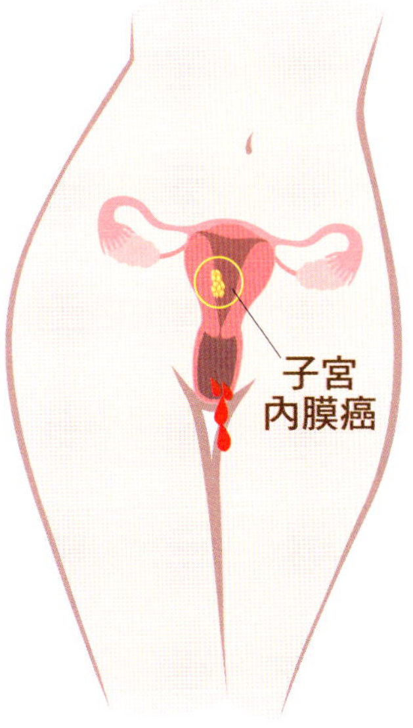

子宮內膜癌的患者通常會有不正常出血，包括月經週期紊亂、長期持續性出血、月經長久不來後突然大量出血，或者停經後出血。大部分患者因為不正常出血產生警覺而就診，醫生會依照病人的症狀安排檢查，若發現子宮影像可疑，則採取內膜做病理檢驗。

近年，子宮內膜癌患者有年輕化的趨勢，台北市一名連任多屆的女性議員，在

2024年9月驚傳因罹患子宮內膜癌病逝，據悉她於該年5月確診並接受治療，但病況迅即惡化且擴散至骨頭，最終不敵病魔，享年僅48歲。

我也曾接診一位已經生過兩胎的45歲女性，因為不正常出血到我的診所做子宮鏡檢查，並取組織做化驗，檢查後得知為惡性子宮內膜癌，我立即將病人轉往醫學中心做治療，因為發現得早，病人目前已恢復良好。

什麼是子宮鏡檢查？

藉助管徑約4毫米的子宮內視鏡，經由陰道、子宮頸，直接深入子宮腔中，並將畫面傳到影像機，讓醫生可以在螢幕上清楚看見子宮內的狀態，以進行檢查（診斷性），或手術（手術性），是婦科門診中常見的小型檢查或手術。

子宮鏡的適應症包括：停經後出血、月經量過多、月經量過少、疑似子宮內膜沾黏、月經不規則（如半個月來1次或幾個月來1次）、子宮內息肉、自動流產兩次以上、月經經期過長（超過7天）、子宮內膜太厚等。

診斷性子宮鏡適用於：異常出血、不孕症、習慣性流產等。

手術性子宮鏡適用於：子宮有異物、子宮中膈、息肉、子宮內沾黏等。

此外，不明原因一直出血，也可以使用子宮鏡去破壞子宮內膜，以減少出血。

在多年行醫過程中，我曾在兩年內做了近300個子宮鏡檢查，總計篩查出8個子宮內膜癌的早期患者，發現後立刻替她們安排手術，幸好早期發現，及早診斷並做治療，患者在術後復原情況都很良好。

子宮內膜癌已躍居國人女性生殖器官癌症首位，是子宮體癌最常見的一種（約佔九成），根據統計資料顯示，國人子宮內膜癌有逐年增加且年輕化的趨勢，罹病徵兆主要包括：肥胖、長期月經異常、曾被診斷

施行子宮鏡檢查需在月經剛結束、排卵前期，因為排卵後子宮內膜會變厚，此時較不易進行檢查。

做子宮鏡檢查須注意以下事項：

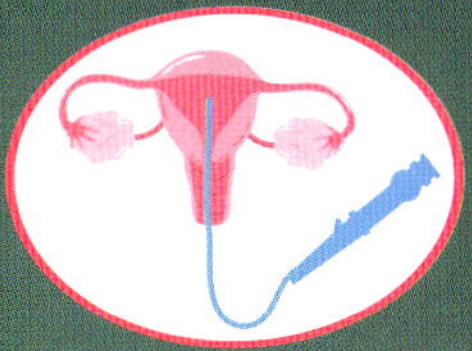

1.需空腹6小時
2.手術時間大約20分鐘
3.靜脈全身舒眠麻醉無痛
4.前後兩個鐘頭可出院
5.可用健保門診手術
6.可申請私人保險
7.可不須住院

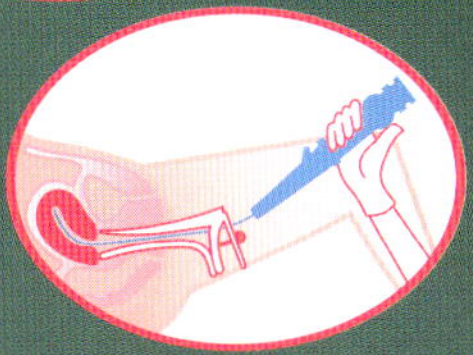

子宮鏡檢查有副作用嗎？子宮鏡檢查大致上是安全的，對大部分病患來說，子宮鏡檢查有助於醫生做出明確診斷，使患者能儘早接受有效的治療，好處遠大於壞處。至於子宮鏡檢查會不會有併發症？並不常見，但必須知道，所有的外科手術都存在風險。

罹患有多囊性卵巢症候群者、有乳癌或卵巢癌症家族病史、服用雌激素或其他類似物成分的藥物或補充劑、糖尿病、高血壓，以及不孕或帶有BRCA基因突變等。

除了上述情況，更年期女性尤其要注意，停經後若出現不正常出血，即是子宮內膜癌最常見的徵兆，一旦有這樣的情形發生，千萬別以為是「回春」了，應加以警覺，且應盡快就醫檢查。

早期子宮內膜癌患者若積極配合治療，第一期預後5年的存活率可高達97%，第二期預後也還有85%的存活率，若是拖延至第四期，其5年存活率將大幅降低至20%～25%。

想要遠離子宮內膜病變，建議更年期女性應保持標準體重、調整飲食型態，減少環境荷爾蒙（塑化劑、化工產品等）的暴露，且停經後勿在未諮詢醫師的情況下自行補充雌激素，還要保持規律運動的習慣，這些都是預防及降低子宮內膜癌風險的好方法。

至於針對子宮內膜的檢查方式，建議可安排子宮內視鏡、骨盆腔超音波檢查、骨盆腔磁振造影檢查。一旦發現陰道有不正常出血或分泌物異常，就要提高警覺，尤其是體重過重、糖尿病或患有耐糖不良的女性更要特別留意，以期早期發現病灶，才能儘早接受治療。

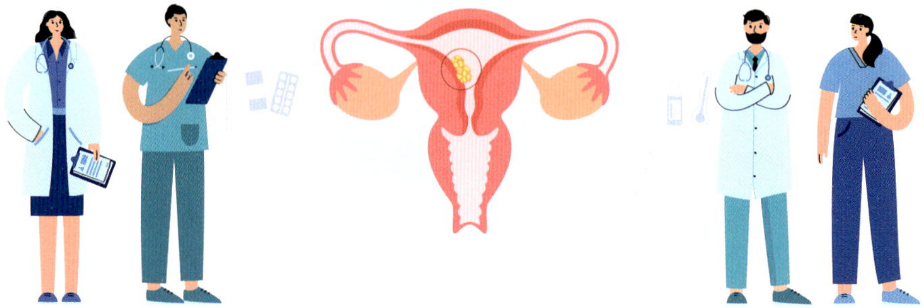

尿失禁

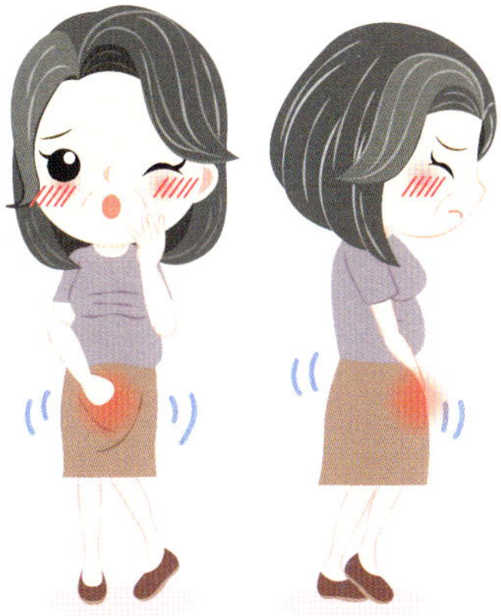

調查顯示，40歲以上女性中有19.2%的人最近1年內有無法控制小便的情形，其中約79.2%是在咳嗽、大笑、打噴嚏或腹部用力時發生，但是只有不到20%有這些症狀的患者會尋求醫療協助，大部分人對於這些症狀或是輕忽，或是選擇隱忍，也有人以為是年紀大了必然會發生這樣的症狀，殊不知，如此長期的不便將導致個人身心不適，嚴重者可能影響人際社交，甚至引發憂鬱。其實，尿失禁是可以妥善治療與控制的，有相關症狀應即早尋求泌尿科或婦產科醫師的協助，才能早日揮別尿失禁的困擾。

女性尿道維持禁尿或控制不漏尿主要是靠尿道壁的平滑肌、周圍的橫隔肌、尿道壁的彈性、尿道的黏膜及黏膜下血管叢的力量將尿道封閉起來，使尿液不會不自主漏出。而尿失禁發生的原因是由於皮下負責支撐的結締組織逐漸退化，降低了陰道前壁的支撐力，因此發生骨盆腔脫垂與尿失禁的情況。

女性在停經後由於荷爾蒙缺乏，不只肌肉力量變弱，也會使尿道和陰道的黏膜萎縮，尿道黏膜下的血管叢也會變得較少，封閉尿道的力量也就相對減弱；另外，荷爾蒙缺乏也會使尿道與膀胱交接處的神經接受體減少，以致降低尿道的閉鎖壓力。除上述更年期相關症狀，經歷過懷孕生產或骨盆腔大手術的女性，也有可能發生尿失禁的情形。

女性尿失禁常見有以下幾種類型：

1.應力型：屬最常見類型，約佔總體患者的50%。只要咳嗽、打噴嚏、跑跳、大笑或提重物就會發生漏尿，若預防漏尿措施未盡完善，身上就有可能出現令人難堪的尿騷味，使得在進行社交活動時多有顧忌，且無法安心去進行各項活動，常見於產後及更年期女性，主要原因為尿道、陰道鬆弛。

依嚴重程度可分為4級：

第1級（輕度）：嚴重咳嗽、打噴嚏、搬重物與跳躍時才會發生漏尿。

第2級（中度）：稍微咳嗽、大笑、快走時便會發生漏尿。

第3級（重度）：只要走路或改變姿勢就可能漏尿。

第4級（極重度）：即使在靜止狀態都可能發生漏尿。

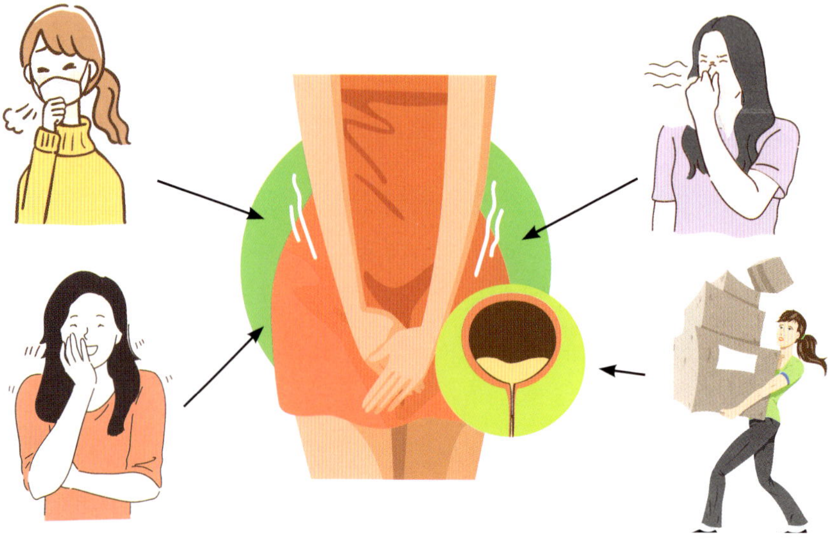

2.急迫型：當想要解尿時，還來不及到廁所就發生漏尿的情形，好發於停經後及高齡女性，主要為膀胱過動所致。

3.混合型：指以上兩種狀況同時出現。

4.滿溢型：多發於神經病變或糖尿病患者，主因為膀胱無力或餘尿過多所導致。

5.暫時型：常見發生於高齡患者，因多種原因導致暫時性的解尿功能失調。

由於尿失禁大多是因骨盆腔、尿道、膀胱的肌肉及韌帶退化萎縮所引起，患者可藉由持續進行凱格爾運動來強化整體骨盆底肌肉的強度來加以改善，也可尋求專科醫師給予藥物、荷爾蒙，或是採用現代外科手術治療，來幫助解決尿失禁的困擾。經過綜合調理，有近七成的患者尿失禁症狀可獲得改善。

尿失禁的診斷方式

1.婦科檢查：評估是否有骨盆腫瘤或子宮陰道脫垂，以及咳嗽時是否有漏尿的情形，並輔助指導骨盆底肌肉運動及評估功能。

2.失禁記錄檢查表：患者自填問卷並記下連續3天的解尿情況，以協助醫師診斷。

3.護墊側漏試驗：患者在檢查前1小時先飲用500cc開水，待膀胱漲滿後貼上護墊或

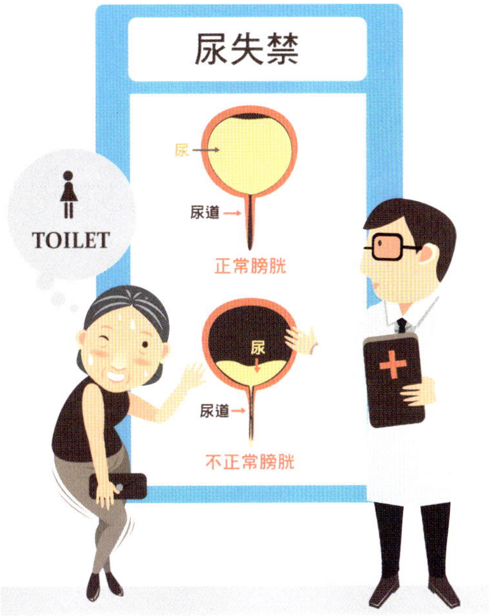

衛生棉進行測試，包含連續咳嗽、腹部用力解便、做蹲下起立動作、兩腳開合跳躍、洗手各10次，並上下樓梯來回10趟、步行散步10分鐘後，測量漏尿重量。

4.尿路動力學檢查：利用膀胱測壓加上壓力流研究，確定膀胱容量、收縮力、順應性、排空能力和控制程度等，是針對病況較複雜的患者所進行的檢查。

常見尿失禁的治療方法

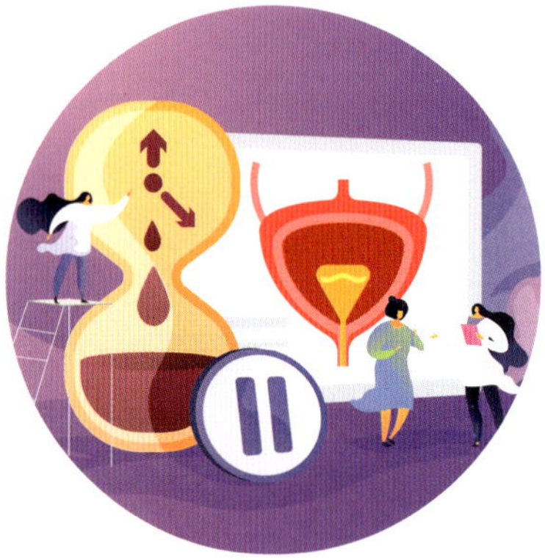

1.骨盆底電極刺激：利用電流刺激使骨盆底肌肉組織不自主收縮，強化日漸無力的骨盆底肌肉，進而防止尿液滲漏，甚至回復正常。

2.體外磁波椅：可增加骨盆底肌的血流，以促進肌肉的強度及組織的健康。

3.藥物：部分藥物對於尿失禁有相當療效，如動情激素，可於每日睡前塗抹女性荷爾蒙藥膏於會陰處及陰道內，以促進黏膜層增生，增加肌肉穩定性，減少漏尿情況，屬於更年期荷爾蒙療法的一種。

4.陰道雷射：以二氧化碳雷射或鉺雅鉻雷射為主，利用雷射的熱能作用在陰道壁，以促進膠原蛋白與細胞間質再生，達到改善陰道環境的目的。

5.手術：部分應力型尿失禁患者可採微創型中段尿道吊帶手術的治療方式，方法是在女性尿道中段放置一條人工網膜所製成的吊帶，支撐並協助閉鎖住已經鬆弛的尿道，當腹部用力時尿道不會打開而漏尿，該手術施術時間及復原時間都很短。

子宮脫垂

女性骨盆底是由一組肌肉群組成，像吊帶一樣支撐骨盆內的器官，當肌肉結締組織鬆弛，骨盆底內的器官，如膀胱、子宮、直腸，若位移至陰道的位置，甚至脫落出來，就變成「骨盆器官脫垂」。

子宮脫落稱為「子宮脫垂」，患者初期沒有什麼明顯症狀，但一段時間後可能會感覺腹內有下墜感，或是能在會陰部摸到明顯膨出的腫塊，症狀往往是晨間睡醒後感覺最輕微，活動一整天後的晚上感覺最明顯，且經常會伴隨三大典型症狀：腰酸、解尿困難、漏尿。

骨盆器官脫垂是一種常見的老年女性婦科疾病，罹患風險會隨著年齡增長而遞增，此外，懷孕自然生產次數愈多者風險愈高，肥胖、長期咳嗽或從事需要搬重物的工作也都是致病的危險因子。

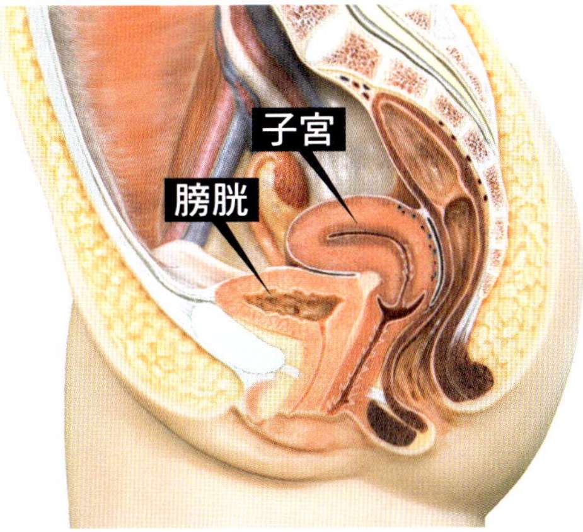

雖然此症常見於高齡女性，算是一種老化現象，但懷孕/生產引起的骨盆鬆弛，也是造成子宮脫垂、子宮頸下墜、膀胱脫垂、陰道脫垂、直腸脫垂等骨盆腔器官脫垂的重要原因之一，但並不是經歷懷孕及自然生產的人才會出現子宮脫垂的情

形，許多沒有懷孕/生產過的人也有發生脫垂的可能。

子宮脫垂依嚴重程度可分為四個等級

第一級 子宮下垂至陰道上段，子宮頸尚位於陰道內。

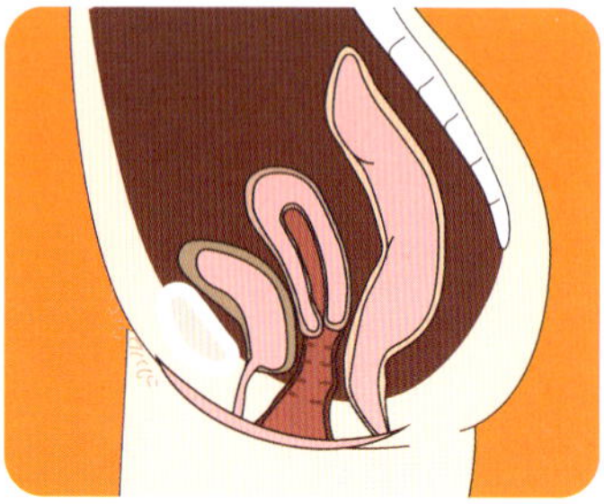

第二級 子宮下垂至陰道口，子宮頸下墜至陰道處。

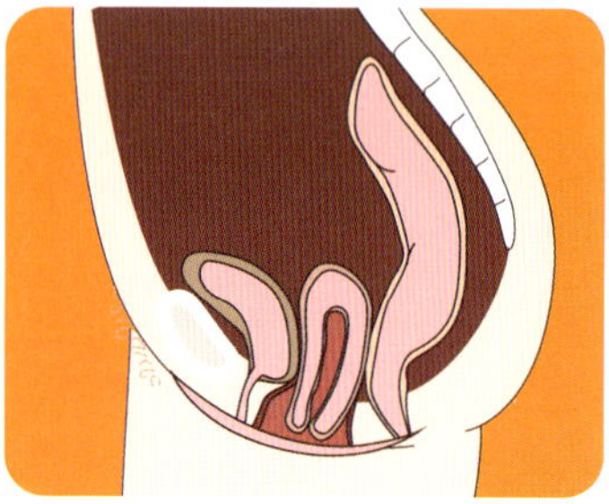

第三級 子宮頸下墜至陰道口外。

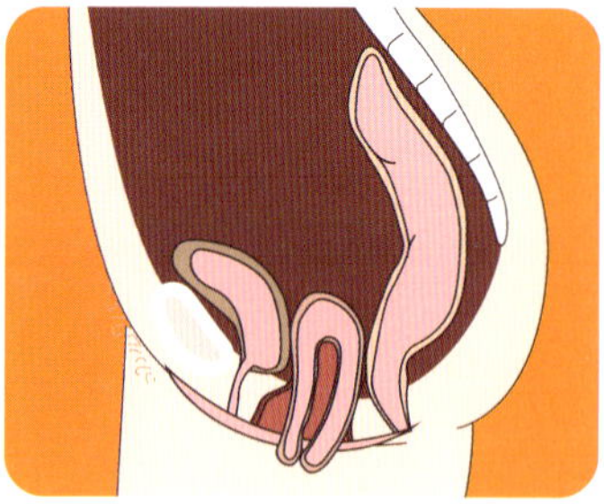

第四級 子宮下垂、子宮頸下墜，兩者均脫垂至陰道口外。

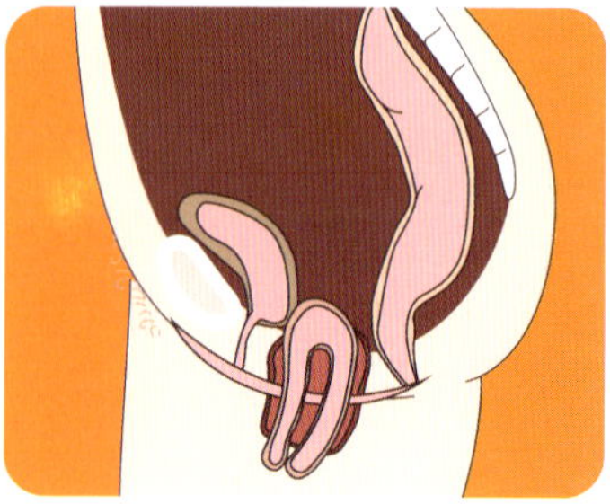

不希望動手術可選擇保守治療

患者脫垂的器官可能妨礙坐立、行走，影響日常生活及社交活動，長期摩擦還可能造成疼痛及破皮、感染發炎，甚或是大小便困難及失禁。

如果脫垂狀況與伴隨的問題已影響到日常生活品質，除了凱格爾運動（透過重複收縮夾緊肛門、尿道口及陰道周圍肌肉，增加骨盆底肌肉的力量）、子宮托等保守治療外，也可以考慮進行手術。

以往手術治療會以切除子宮併陰道修補為準則，但近年以子宮懸吊術成為主流。藉由微創腹腔鏡，將人工網膜固定在子宮上，施行懸吊固定，術後傷口恢復較快，也能保留子宮的完整性。

患者如果身體狀況不適合或不希望動手術，可選擇不動刀的保守治療方式：

1.子宮托：使用便利，患者只要自行將子宮托放置在後陰道穹窿，即可托住子宮不往下墜，但必須定期取出清潔，再重新置入。使用子宮托副作用小，少數人置入子宮托後會有異物感，這可以透過更換尺寸較為適宜的子宮托即能解決。

2.電刺激療法：透過微小的電流能量來刺激會陰神經系統，除可改善尿失禁的問題，在電流刺激時也能達到刺激肌肉收縮，兼能有改善子宮脫垂的效果。

另外，女性過了更年期千萬不要久蹲，更不要練習深蹲，以免增加骨盆器官脫垂的風險；經常便秘及咳嗽的女性因為腹壓較大，也可能引發骨盆器官脫垂，須多加留意。

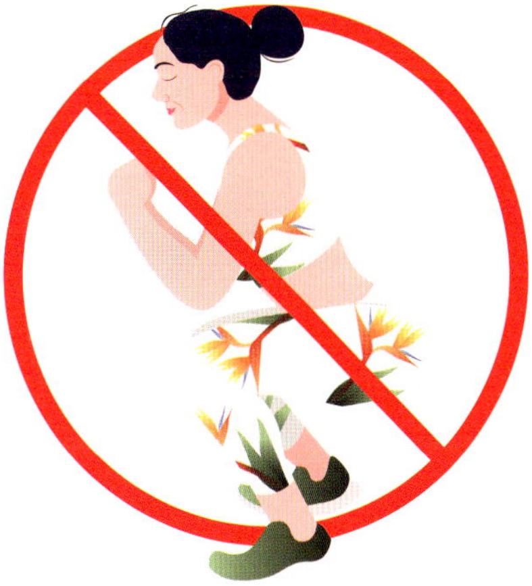

泌尿道萎縮/感染

女性泌尿道在更年期時出現變化主要有兩個原因：

一是雌激素濃度減低，導致：

1.泌尿道生殖道上皮萎縮乾燥，造成陰道乾癢刺痛。

2.皮下支撐結締組織降解，降低了陰道前壁的支撐力（膀胱前壁與尿道），使骨盆腔器官脫垂與出現尿失禁的情形。

3.陰道酸鹼值改變（由弱酸趨於中性），降低了人體先天對細菌的屏障，造成泌尿道的細菌感染（膀胱炎或陰道炎）增加。

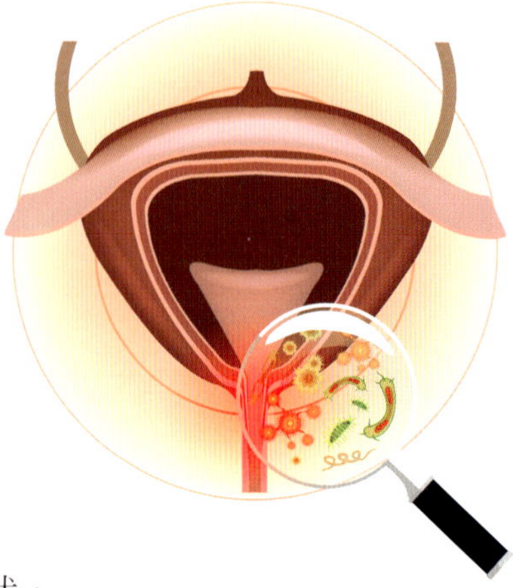

二是泌尿生殖道老化，導致骨盆腔器官脫垂及尿失禁，這可能源自於：

1.生產傷害。懷孕期間以及自然產時，胎兒經過產道的骨盆腔壓力與張力，造成組織鬆弛。

2.經年累月的腹腔壓力。久站、久蹲、長時間搬負重物等，通常會有急迫性尿失禁，骨盆腔疼痛以及解尿疼痛的症狀。

除了尿失禁，女性在更年期過後生殖泌尿道常見的疾病還有：

1.泌尿道萎縮：常出現在停經後2～3年，症狀有陰道乾澀灼熱、性交疼痛、頻尿、急尿、漏尿等，症狀可能隨著年齡增長日漸嚴重，甚至影響日常生活與夜間睡眠，進而引起情緒低落不振，患者常會被認為是重複發作的泌尿道感染。

2.骨盆腔鬆弛：影響包含膀胱膨出、小腸膨出、直腸膨出、子宮脫垂與陰道脫垂。

3.泌尿道感染：女性先天尿道比男性短，且尿道開口距離陰道和肛門口較近，泌尿道感染的機率本來就比男性高，停經後由於雌激素分泌減少，導致尿道上皮變薄，抵抗力減弱，更容易引發泌尿道感染。

4.陰道/骨盆腔感染：由於陰道酸鹼值上升，使得較易出現陰道/骨盆腔感染的情形，其症狀有小便灼熱或疼痛、尿急甚至憋不住、頻尿或尿解不乾淨、陰道分泌物增加、下腹疼痛合併腰酸等

需要注意的是，泌尿道感染是高齡女性急性細菌性敗血症最常見的原因。女性在停經後，預防生殖泌尿道疾病的方法包括：飲食均衡、適量飲水（每天喝1000～2000cc），並儘量避免飲用茶或咖啡等含有咖啡因的天然利尿劑，還要養成良好的排便習慣，避免因便秘造成大腸阻塞，才能有利於將膀胱內的尿液排空。有尿滯留或無法解小便的患者要適時自我導尿，以預防泌尿道感染。

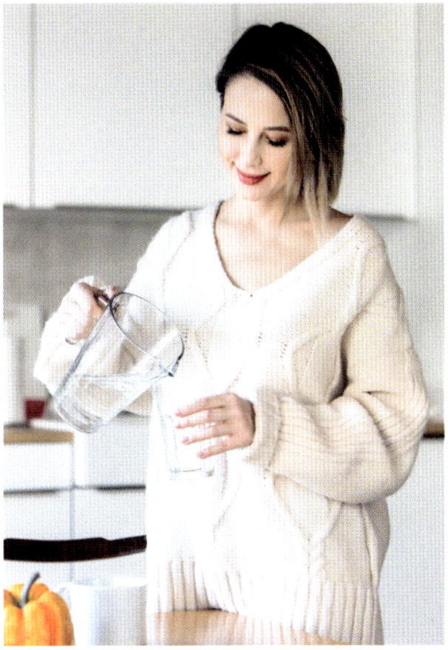

有相關症狀的女性要盡早治療，才不會惡化成無法回復的生殖泌尿道萎縮，且必須持續治療才能維持療效。治療方式包括補充荷爾蒙、調整生活作息及飲食、進行骨盆底肌訓練的運動、控制慢性病、陰道雷射治療等。

萎縮性陰道炎/陰道乾澀（性交疼痛）

女性在更年期過後由於荷爾蒙分泌減少，使得陰道壁變薄、乾燥、容易發炎，且容易出現包括性交疼痛、排尿疼痛、陰道乾澀灼熱、陰道分泌物減少、尿失禁和性交出血等症狀。

雌激素屬於血管活性的荷爾蒙，會增加血流，使得陰道潤滑，且活化的激素受體會使表皮細胞及其下層的平滑肌增生，以維持陰道的分泌物及彈性。在更年期或停經後，低雌激素狀態使得受體相對減少，導致彈性蛋白、膠原蛋白、玻尿酸等減少，造成陰道上皮細胞變薄，平滑肌增生受損，血管減少，陰道失去彈性，容易引起搔癢並出現受傷的情形。

更年期陰道萎縮又稱作「萎縮性陰道炎」，主要影響的是內陰，但外陰部分（陰道口及外陰外觀）也會有萎縮的情形，且隨著停經時間越長，整個私密處、陰道乾澀的範圍會不斷增加，罹患「萎縮性陰道炎」的機率就越高。根據美國國家生物技術資訊中心（NCBI）醫學研究指出，停經前約有15%的女性出現陰道萎縮症狀，停經後則有高達40%～57%的女性飽受萎縮性陰道炎的困擾。

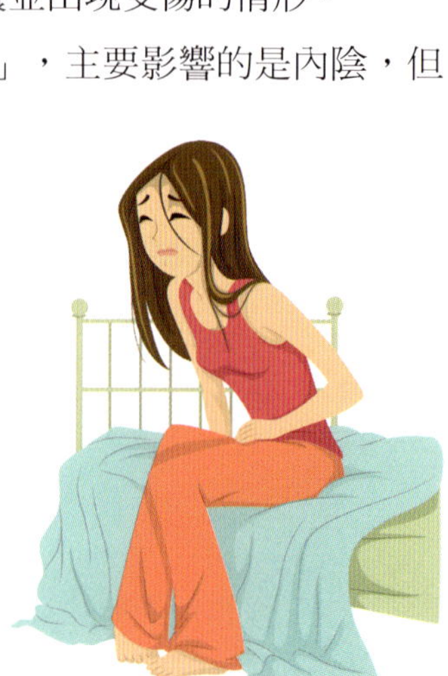

萎縮性陰道炎的常見症狀包括：陰道

乾燥、陰道灼痛、陰道搔癢、性行為時陰唇或陰道口疼痛、陰道出現黃色/有異味的分泌物、陰部有壓痛感。

萎縮性陰道炎常見併發症包括：

1.尿路感染：萎縮性陰道炎會帶來許多泌尿道問題，包括尿道炎和膀胱炎，嚴重時可能造成腎臟損傷。

2.陰道感染：陰道酸鹼平衡的變化會使陰道發炎的機率提升。

萎縮性陰道炎的治療方式主要有以下幾種：

1.局部非荷爾蒙治療：症狀較輕微的患者，可使用潤滑劑或保濕劑進行局部非荷爾蒙治療，以增加陰道的濕潤度，改善女性進行性行為時的不適感，但此種治療方式對於陰道萎縮的修復並沒有直接幫助。

2.局部荷爾蒙治療：症狀較為嚴重的患者，可使用陰道乳膏、陰道環或低劑量的雌激素進行治療，即為病患注入適量的雌激素至陰道，能有助於恢復陰道正常的酸鹼值，使陰道上皮增厚、分泌物增加，減少陰道乾澀及泌尿道感染的機率。

3.雷射：以雷射剝離老舊黏膜組織，再利用雷射熱能刺激黏膜下層膠原蛋白、彈力纖維及玻尿酸再生，使陰道內壁增厚，調整陰道內酸鹼值，使黏膜恢復到健康的狀態。

有些人如廁後習慣使用陰道灌洗液，要提醒妳，更年期女性的陰道已經夠乾澀了，為了維持陰道正常的酸鹼值，應避免使用灌洗液過度清潔；另外，更年期過後的女性若能維持規律的性生活，可使陰道局部血流量增加，有助於保持陰道彈性、提升雌激素分泌量，避免陰道口閉鎖及引發萎縮性陰道炎。

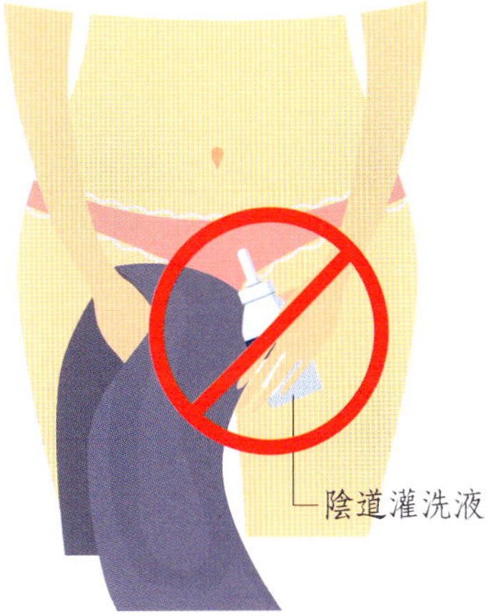

蒙娜麗莎之吻陰道雷射

有別於外科手術，蒙娜麗莎之吻利用微創雷射方式進行，以二氧化碳雷射搭配360度治療探頭，作用包括剝離並更新老化的陰道黏膜、促進黏膜下層結締組織內膠原蛋白增生、促進血管新生並提升供氧量，使原本萎縮失去彈性的陰道內壁恢復立體結構，也能回復到正常的弱酸性狀態，使陰道萎縮的不適症狀大幅減緩，並能提升陰道本身的抑菌能力，一併改善感染性與非感染性的發炎問題。

蒙娜麗莎之吻陰道雷射的婦科適應症包括：生殖泌尿症候群、陰道乾澀、陰道萎縮與輕度應力型尿失禁等，每次治療時間約10～20分鐘，依照個人症狀程度，一般需要3～4次治療可達到理想效果。

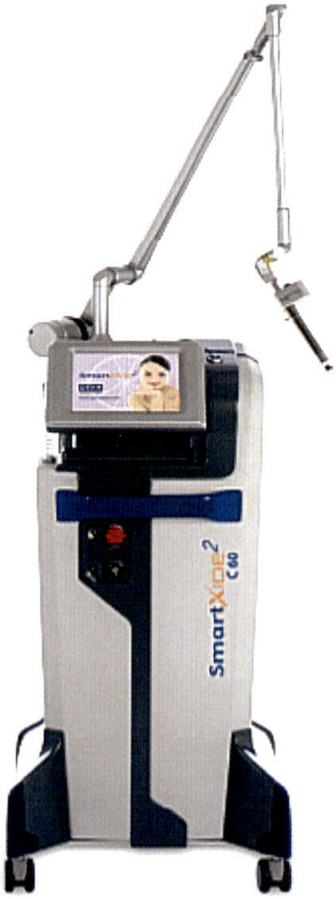

蒙娜麗莎之吻
雷射儀器

移植自體脂肪做陰部補脂，可改善陰道乾澀及提升性功能滿意度

陰道乾澀通常好發於更年期或40歲過後，因為女性雌激素的分泌量會隨著年齡增加而下降，當雌激素分泌不足，主要由雌激素控制的陰道潤滑液體的分泌量也會減少，陰道就會因潤滑不足而變得乾澀。

此外，更年期過後的女性因為卵巢荷爾蒙分泌量減少，造成子宮頸與陰道萎縮，且陰道壁變薄、彈性也較差，因此，性行為時容易感到疼痛，甚至破皮受傷。若因為陰道乾澀引起性交疼痛，使用水溶性潤滑劑或玻尿酸製劑可幫助維持正常的性生活；若上述方法改善效果不大，可嘗試荷爾蒙（雌激素）療法。

若想要有更好的效果，最新醫學研究證實，移植自體脂肪做陰部補脂，可有效改善陰道乾澀，並提升性功能滿意度。

外陰萎縮、陰道鬆弛、萎縮性陰道炎和性高潮功能障礙不僅是審美問題，也是關係性歡愉的關鍵問題。在一次自體脂肪移植的醫學研討會中有專家提到，陰部補脂可以有效增加引導刺激素受體數量，因為脂肪內有幹細胞與生長激素，故能有助改善更年期症狀，同時能提升性功能滿意度。

自體脂肪移植

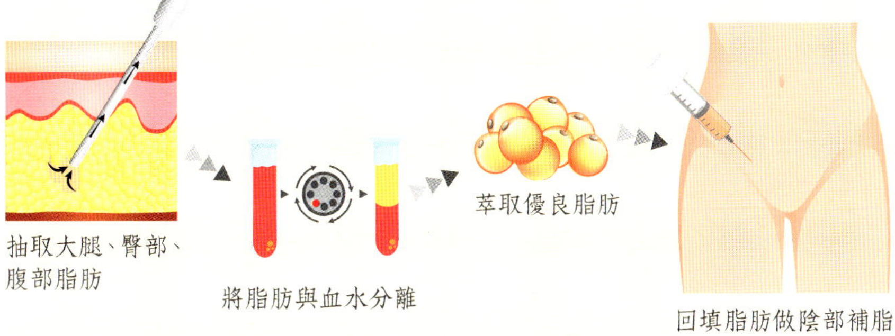

自體脂肪移植（AFG）是通過脂肪源性幹細胞的作用，促進組織恢復活力，脂肪移植物可起到軟組織填充物的作用。該研究為微量自體精脂肪移植（MAFT）這種用於外陰陰道區域AFG的新型技術，研究者對陰道中表明性功能改善的組織學改變進行了評估。

這項研究招募了2017年6月至2020年間通過MAFT進行外陰陰道AFG的女性，評估基於女性性功能指數（FSFI）問卷以及組織學和免疫組化染色進行。研究總計納入20名女性患者（平均年齡38.1歲），平均將21.9mL自體脂肪注射到陰道中，並將20.8mL自體脂肪注射到外陰和陰阜區域。6個月後，患者的平均FSFI總評分（68.6）顯著高於基線（43.8；$P<0.001$）；此外，陰道組織的組織學和免疫組化染色顯示膠原再生、新血管生成和雌激素受體水準顯著升高。相比之下，在AFG後，與神經病理性疼痛相關的蛋白質基因產物9.5的水準顯著降低。

經此研究證實，通過MAFT在外陰陰道區域進行的AFG，有助於改善女性性功能相關問題，相關技術還有助改善美觀性、恢復組織體積、緩解潤滑問題造成的性交疼痛，及減輕疤痕組織引起的疼痛。

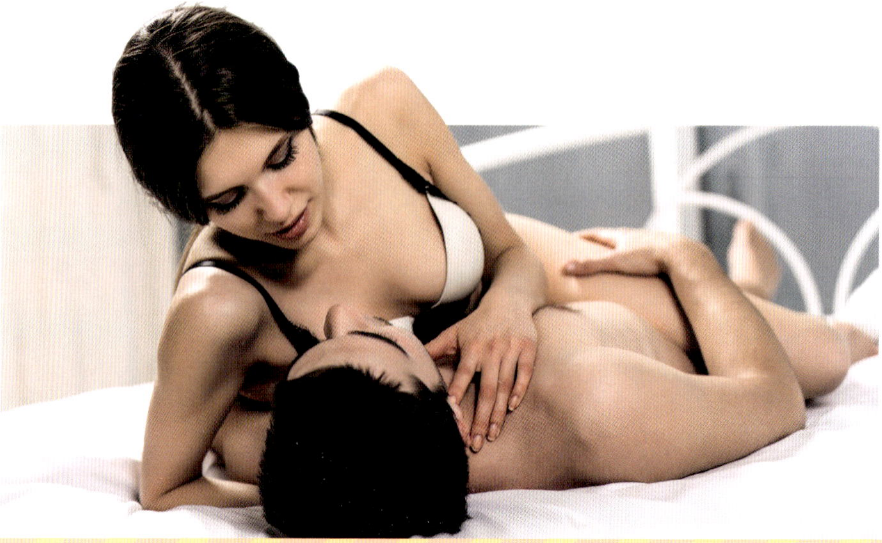

陰道感染

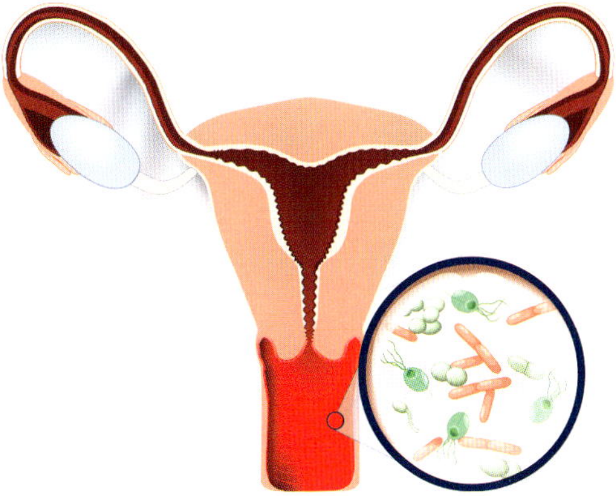

健康女性的陰道為弱酸性，pH<4.5，但停經後的女性因雌激素分泌不足，陰道pH值升高至6，促使乳酸桿菌消失，使得陰道的環境偏向鹼性，這種環境容易使細菌過度生長，繼而造成陰道發炎、泌尿道感染。

乳酸菌需要在酸性的環境中生存，它能將陰部上皮細胞的肝醣分解成乳酸。而乳酸會在陰道黏膜上形成，pH3.3～4.5天然酸性的屏障可以抑制壞菌過度繁殖，進而維持陰部健康。此外，經由乳酸桿菌的媒介，乳酸會和組織內的水分，產生微量的H_2O_2（雙氧水），以殺死入侵的細菌、念珠菌等壞菌，此作用即是人體天然的自淨能力。

當陰部酸鹼值遭受破壞，就容易引起陰道感染。女性生殖泌尿道症候群盛行率在更年期前後為15%，隨著年齡增加發生率逐年遞增，停經後2～3年發生率陡增為48%，到停經後4年發生率就高達60%！

根據調查，有這類症狀的女性僅有約25%就醫尋求治療，日常因生理疾患引起的不適導致生活品質大受影響。建議患者要積極尋求醫療協助，避免諱疾忌醫。

通常，口服女性荷爾蒙或是外用荷爾蒙藥物，對症狀的改善效果為10%～25%；若採用陰道雷射治療，僅需每月1次，連續3次標準治療後，改善效果可達70%。

調整生活習慣及增強抵抗力，可預防反覆感染

要預防陰道感染及反覆發作，應從改進生活習慣及增加個人抵抗力著手，可幫助將感染頻率降至最低。

1.上完廁所擦拭陰部時由前往後擦，如果是由後往前擦，可能會從肛門帶來細菌。所以如廁後要記得採用正確的擦拭方式，才能減少陰道感染的機會。

2.保持陰部通風、透氣。多穿裙子或是寬鬆的褲子，緊身褲要少穿，內褲以選擇棉質較佳。

3.洗滌內褲不要用洗衣機清洗，最好以溫和的肥皂並用手洗。

4.從改變飲食來增強免疫力，可避免經常遭黴菌感染，如少吃澱粉類、糖類及刺激性的食物（例如酒、辛辣物、油炸類），多吃蔬菜水果類，且飲水要充足。

5.減少糖份的攝取，過多的糖份會提供黴菌營養，讓它們加快繁殖，所以記得要減少高糖份食物的攝取。

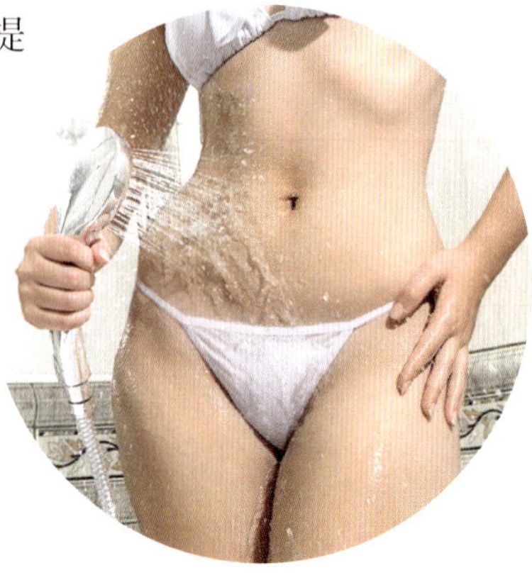

6.盡量不熬夜，早睡早起。

7.選擇私密處清潔產品時，著重弱酸與溫和兩種特質，一般標榜能維持私密處保濕、清香與嫩白的產品特色都沒必要，反而可能會引起皮膚過敏。

痔瘡

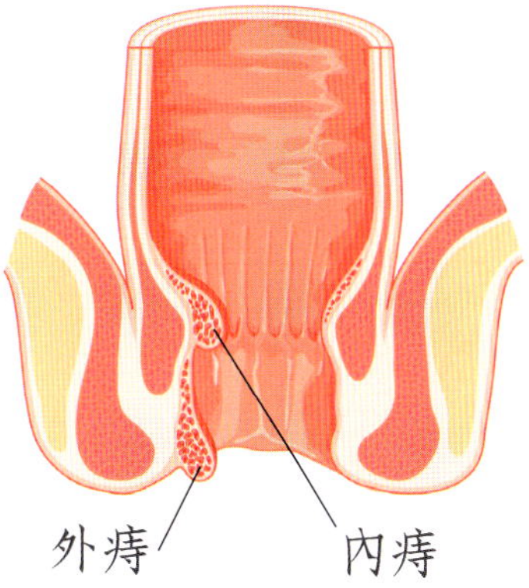

痔瘡可分為外痔、內痔和混合痔。外痔是發生在肛門外面的痔瘡，內痔在直腸裡面，但是可以從直腸掉出到肛門外面；如果同時有內痔和外痔，稱為混合痔。

痔瘡其實是人體正常生理組織的一部分，由動脈/靜脈在內的小血管、結締組織，及細小平滑肌纖維等構成，在肛門內圍成一圈，就像是肛門口的「橡皮襯墊」，主要功能是維持肛門正常張力。當肛門口周圍的小靜脈因為某些因素而不正常擴張或變大，造成肛門內外的黏膜下破壞及血管充血，形成病態組織，就是醫學上所謂的「痔瘡」。

大部分的痔瘡對身體沒有太大的影響，平時可能會出現以下的症狀，如肛門周圍搔癢、疼痛、便血、肛門口贅生物或者小肉球，內痔脫出等。

生產、衰老、上班族久坐等都是痔瘡的成因，女性的痔瘡發病率較男性高，這與女性的生活習慣及生理結構有非常密切的關係。女性因為分泌黃體素，造成大腸蠕動無力，使得糞便易在腸道滯留，是女性便秘者眾多及形成痔瘡的主要原因。

痔瘡好發的年齡層為20～60歲，發生原因絕大多數與不良的生活習慣有關，包括經常久坐、久站，或是嗜吃辛辣、炸物等不良的飲食習慣，特別是不良的排便習慣，如經常性便秘或腹瀉、用力排便等。

此外，女性因為生理週期，會使骨盆腔血流增加，加上荷爾蒙變化，容易出現便秘、腹瀉等情形，以及懷孕、生產等因素，都會造成腹壓增高，使得女性的痔瘡發生率比男性高，狀況也更為嚴重。

初期痔瘡是因肛門長期用力不當，使得肛門黏膜承受太大的張力所造成，若未加以重視及處理，最終會引發脫肛，如果痔瘡組織血管充血、反覆脫出，排便時就容易造成黏膜破裂出血。

有痔瘡的患者，解便後也經常會有不易擦拭乾淨的困擾，而殘留的細菌極易從肛門感染到陰道及尿道，是更年期後女性常見有白帶及尿道炎的原因，連帶也會使得下體常發出難聞的異味。所以，每次解便後一定要記得保持肛門周圍的清潔，可以使用濕巾擦拭、清水沖洗，或使用免治馬桶，因為痔瘡的地方皺褶多，容易藏汙納垢，只有保持肛周清潔，才能避免肛周出現濕疹、感染等情況重複發生。

痔瘡的分級及治療

根據嚴重程度，痔瘡可分為4個等級，第1、2級以藥物治療為主，第3、4級建議同時接受藥物及手術治療。

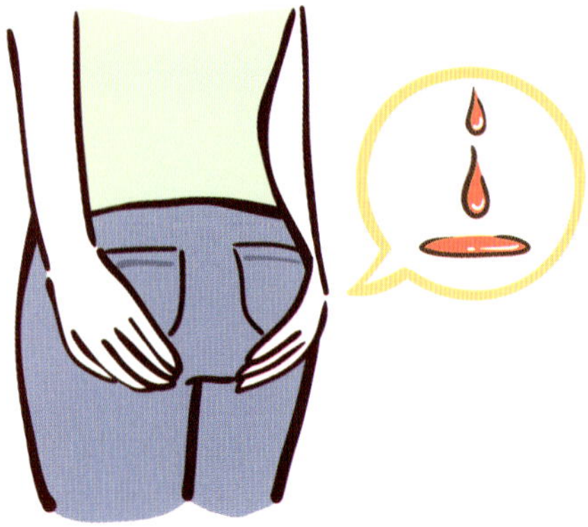

非手術治療

1.藥物治療：包含消炎止痛藥、糞便膨鬆劑、軟便劑、痔瘡塞劑及藥膏等，作用在使黏膜消腫以消除肛門疼痛及搔癢感。

2.紅外線燒灼治療：利用紅外線探頭直接照射燒灼痔瘡的血管叢，造成纖維化、壞死，使痔瘡組織自動脫落，此法只適用於第1、2級的患者。

3.硬化劑注射：使用5%含酚的溶液注射在痔瘡組織的黏膜下層，可使痔瘡靜脈叢發生纖維化，達到自然脫落及止血的功效，此法適用於第1、2級的患者。

手術治療

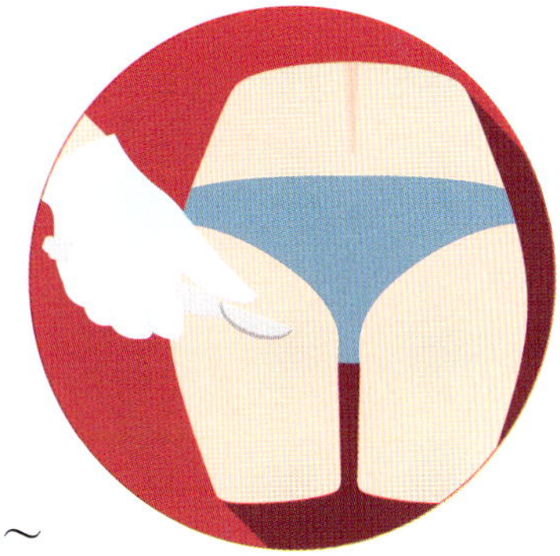

根據臨床統計，10%的痔瘡患者需要接受手術治療，手術療法如下：

1.橡皮圈結紮法：是常見的局部內痔治療方式，以橡皮圈結紮內痔的根部，阻斷血液循環、造成痔瘡組織壞死，術後約4～8天會自動脫落，脫落物會隨著糞便排出，通常每次以結紮1個為限，適用於第1、2級的患者，治療效果較佳。

優點：無痛、手術時間短，且不需麻醉、住院。

缺點：須多次治療、復發率較高，一個療程建議做3次。

2.傳統手術：藉由外科手術一併將內外痔瘡完全切除，可利用雷射、電灼或傳統手術刀，但手術傷口較大、疼痛感較明顯，需要住院及較長的恢復期，通常1週後疼痛感才會慢慢消退，傷口完全復原需要1個月的時間，一般使用在第3、4級較嚴重的痔瘡。

優點：適用內外痔瘡治療。

缺點：疼痛感較明顯、恢復時間較長。

3.微創環狀切除手術：利用痔瘡環切吻合器，進行肛門內痔黏膜切除，同時以自動縫合器將內痔往上固定在肛門內，可避開肛門括約肌，在不傷害括約肌、不破壞肛門黏膜的前提下，將痔瘡組織抽離，再將保留的黏膜平整貼合復位。由於沒有切除外痔，疼痛程度較傳統手術低、出血量少，病患在術後1～3天即可恢復正常作息，較適用於出血性的內痔，外痔嚴重的患者就不適用。

優點：疼痛感較低、恢復期較短、住院時間較短。

缺點：必須自費。

便秘與痔瘡往往如影相隨

便秘的患者大便乾燥，長期用力解便或長時間蹲便，都會導致肛門周圍的壓力增加，使得血流不通暢，導致肛門周圍淤血，進而誘發痔瘡。

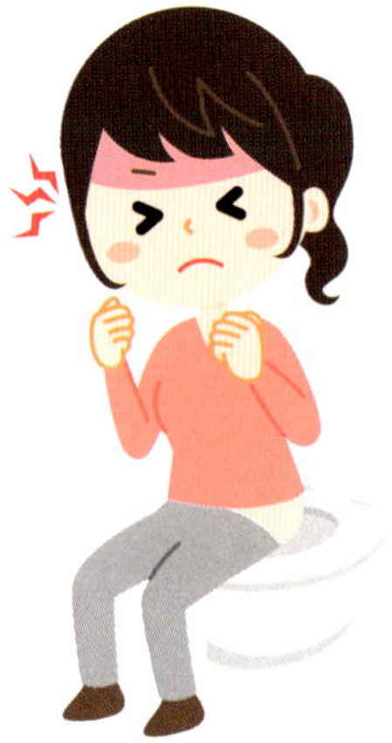

女性容易便秘與不良的生活習慣有關係，很多女性為了減肥，進食少、挑食或者偏食，導致蔬菜水果吃得少，粗糧吃得少，膳食纖維進食量少，糞便量也就跟著減少，導致減少誘發便意。長時間若沒有排便，糞便中的水分會被腸道吸收，造成糞便乾燥，排便困難，加重便秘的症狀。

另外，女性的直腸前面有子宮和膀胱，男性的直腸前方只有膀胱，且女性的子宮隨著月經週期，體積大小會發生變化，增大的子宮會擠壓直腸，影響排便，加上女性的骨盆底肌肉較男性弱，排便時需要較男性更用力，也是女性容易便秘的原因。

還有些女性為了減少排尿次數，日間會刻意減少喝水量，殊不知，水喝太少糞便就會變得更乾燥，乾燥的大便易引發便秘，進而誘發痔瘡，形成惡性循環。

骨質疏鬆/腰酸背痛

根據統計，60歲以上的國人中16%患有骨質疏鬆症，其中80%是女性。女性容易罹患骨質疏鬆的原因，在於女性的骨質原來就比男性差，特別是女性在停經後骨質會流失得更快。

人體的骨細胞需要性腺激素的滋養，才能維持正常骨質流失與建構的平衡，更年期開始，由於雌性激素分泌急速降低，骨質流失速度快速增加，由於骨本逐漸消耗，使更年期女性容易出現「骨質疏鬆」的情形。

人體骨質在20～30歲達到高峰，之後會開始逐漸減少，更年期後骨質流失的速度會加快，更年期女性對於外顯的健忘、疲倦、皺紋增加、情緒起伏大等症狀，較容易加以關注，而不易察覺的骨質疏鬆問題往往形成老年生活的隱患。

骨質疏鬆的問題若不加以正視，容易造成骨折，同時容易造成身體疼痛及肌肉衰弱、體態外觀變形，如：駝背、身高變矮、脊柱側彎，嚴重時會引起行動不便或喪失獨立自主能力。

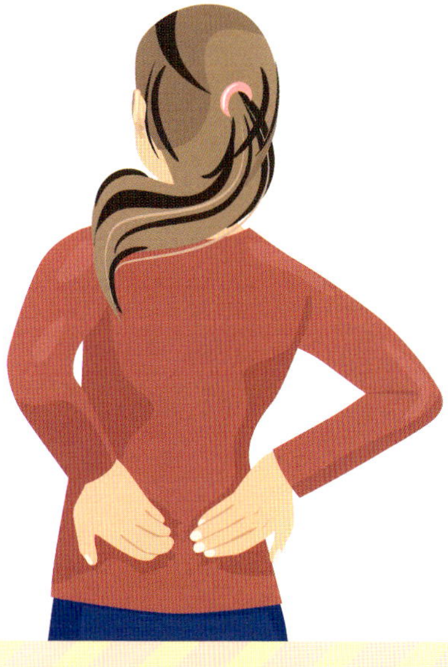

骨質疏鬆常侵犯的身體部位主要有三處：

1.脊椎骨：脊椎骨負擔全身的重量，一旦骨質疏鬆的程度使得脊椎骨無法再負擔全身重量，脊椎骨就容易出現「壓迫性骨折」。通常會有幾個症狀，首先是身高變矮；如果是腰部的脊椎發生病變，就會出現嚴重的腰酸背痛；如果是胸部的脊椎骨產生骨折，就會發生駝背的現象。

2.股骨（大腿骨）：骨質疏鬆的患者易因跌倒而發生骨折，最常發生骨折的部位為大腿骨頭部和手腕，70歲以上女性這兩個部位的骨折發生率遠遠超過同年齡的男性。大腿骨頭部的骨折易造成嚴重影響，不但需要開刀、恢復很慢，也常會危及生命或必須依賴他人生活，必須加以關注。

3.手腕骨：常見是因為在跌倒時用手撐地而產生骨折。

骨質流失目前醫界尚未提出有效的治療方式，最好的預防方法是荷爾蒙補充療法（HRT），停經10年內接受荷爾蒙治療，能有助改善更年期症狀，還可有效預防骨質疏鬆；另外，能對抗重力的運動也有維持或增加骨質密度的效果，幫助預防骨質疏鬆，「快走」就是對抗重力很好的運動。

退化性關節炎易引起腰酸背痛

除了骨質疏鬆的問題，50歲以上女性退化性關節炎的盛行率也比男性普遍，常出現於膝蓋、髖關節、手指關節等部位。為什麼更年期和退化性關節炎有關係呢？因為雌激素有保護軟骨、抗發炎的作用，而關節組成除了軟骨，還包括肌腱、肌肉、韌帶、半月板、骨頭等組織，女性屆齡更年期，雌激素分泌減少，除了影響關節軟骨外，關節的其他組成也會逐漸產

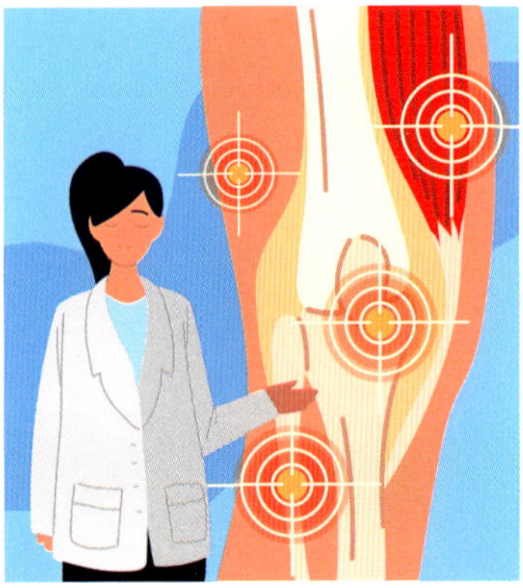

生退化性問題。

另外，女性在經歷更年期雌激素分泌減少後，椎間盤退化的機率也會增加，從動物實驗發現，雌激素可能會影響椎間盤的組成。椎間盤可緩衝脊椎之間的壓力，而椎間盤裡面包含很多膠原纖維、彈性纖維和水分，雌激素缺乏會影響其組成，造成退化機率變高，腰酸背痛通常就是因為這些因素所導致。

需要注意的是，體重增加也是引起更年期腰酸背痛的重要原因之一，更年期階段若體重增加很多，對患者的背部和臀部會產生很大影響；另外，如果經常長時間維持同樣的姿勢，肢體缺少活動和運動，就會使上背部受到傷害，而上背部的問題通常會轉移到下背部。

要緩解更年期腰酸背痛，可參考以下建議：

1.多喝水：除了能幫助身體補水，還能確保關節、韌帶和肌腱也保持水分充足，這對任何類型的背痛都能產生積極的好處。

2.避免姿勢不良：避免久坐或維持同一個姿勢過久，每30分鐘應起身動一動或是變換姿勢，以促進血液循環及關節代謝。

3.伸展身體：肢體伸展及斜方肌（頭部和肩部間向後拉的背部肌肉）訓練，能訓練背部與胸腰間肌肉、提升身體柔軟度，能有效緩和腰酸背痛的問題。

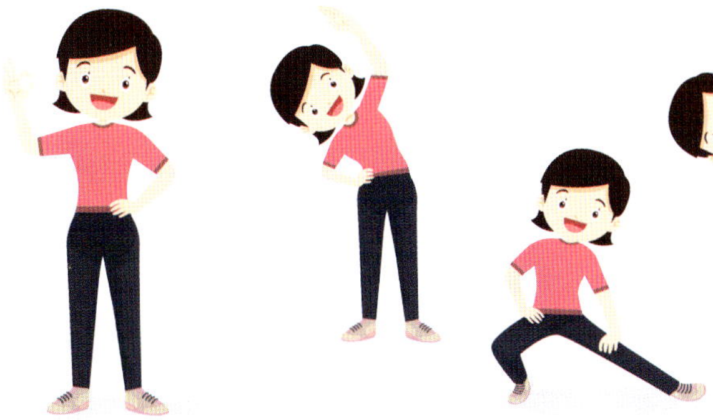

熱潮紅/盜汗

熱潮紅是更年期女性最常見的症狀之一，主要原因是女性荷爾蒙（特別是雌激素）的變化，導致身體的溫度調節機制受到影響，也稱為「潮熱」及「盜汗」，通常是突如其來的身體發熱，尤其以臉部、頸部、胸前最為明顯，並伴有出汗的現象，嚴重時常出現大汗淋漓的情形。

人體的體溫調節中樞在大腦，當感受到環境溫度過高時會釋放訊號（神經傳導物質），讓周邊血管放鬆、排汗來幫助降溫。然而，體溫調節中樞也有雌激素接受器，因此，當更年期雌激素分泌不足時，就會影響身體對體溫的感受與調節，常見在環境溫度適宜的情況下，突然一陣熱感往上衝到頭面部與前胸，繼而大汗淋漓，通常在30秒到5分鐘左右可緩解。

更年期熱潮紅與盜汗很常見，80%停經女性曾有過相關經驗，而且大多在停經前就開始出現症狀。由於體質差異，每個人熱潮紅與盜汗的嚴重程度不一，甚至同一個人的發作頻率與嚴重度也會因不同時地而有差異。

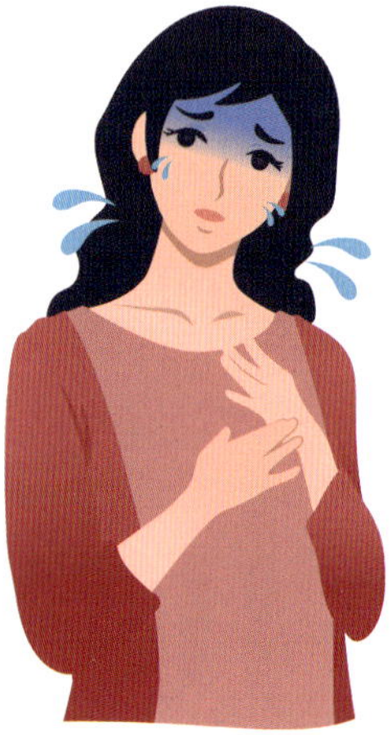

無論冬天或夏天，且與環境溫度無關，就算待在冷氣房內，熱潮紅也是說來就來。有些人的症狀是大量出汗，在頻頻擦汗之際，旁人覺得環境溫度很適宜，以致不能理解當事人的苦惱；也

有人潮熱發作時會瞬間滿臉紅暈，或者胸前一片通紅，但不發汗，旁人不明所以，也經常造成社交時的困擾。

熱潮紅對睡眠品質的影響也很大，如在夜間發作，將使睡眠頻繁被中斷，繼而影響到認知功能，使人情緒不佳、缺乏活力、難以集中注意力。

引發熱潮紅的原因主要有以下幾項：

1.荷爾蒙變化：雌激素對於調節體溫有重要的作用，隨著女性進入更年期，卵巢功能逐漸下降，體內雌激素分泌減少，雌激素濃度降低會導致身體的溫度調節中心（位於腦部的下視丘）對於體溫變化更為敏感，從而導致出現熱潮紅的現象。

2.經前症候群：在月經開始前的幾天，女性可能會經歷情緒波動或出現皮膚痤瘡等情況，這些現象稱為「經前症候群」。在這個階段，女性體內的荷爾蒙濃度會降至最低水準，其中包括與熱潮紅密切相關的雌激素。由於雌激素濃度下降，就可能導致熱潮紅的發生頻率增加。

雌激素分泌的變化

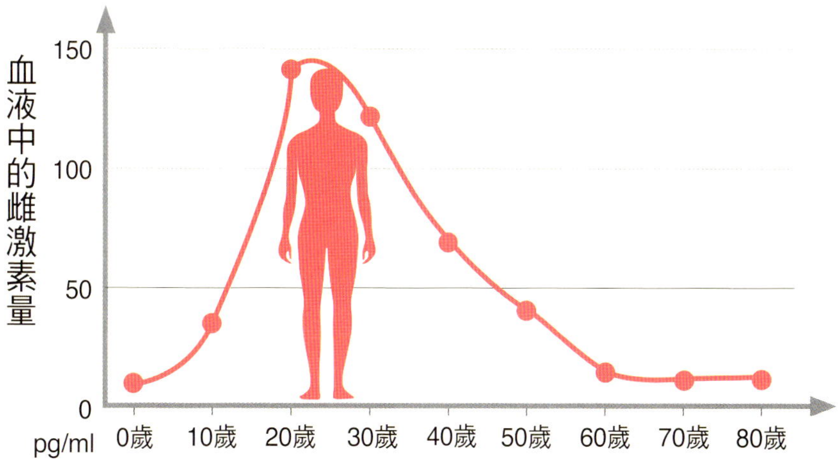

3.生活因素造成的影響：例如喝酒、吸菸、咖啡因攝取過多、壓力過大、睡眠不足等，都可能增加熱潮紅的風險。

4.體重：體重超標或肥胖的女性，更容易出現熱潮紅的症狀。

5.飲食：某些刺激性飲食也可能引發熱潮紅，如辛辣食物。

6.其他醫療狀況：某些疾病或醫療狀況也可能引發熱潮紅，例如甲狀腺功能亢進或某些類型的癌症；使用某些藥物也可能引發熱潮紅，如乳癌藥物塔莫西芬（Tamoxifen）。

熱潮紅症狀可能持續2～5年

發生熱潮紅的頻率和程度因人而異，每次發作可能會持續幾秒鐘，也可能長達5分鐘；另根據大型統計數據顯示，有10%的更年期女性超過10年還有熱潮紅症狀，40%更年期女性的熱潮紅症狀持續2～5年以上。

熱潮紅症狀的治療可分為荷爾蒙療法與非荷爾蒙療法。若藥物類荷爾蒙療法、植物性荷爾蒙都無效，可以選擇讓血管放鬆、改善血管反應的藥物（屬於心血管疾病用藥）。排除乳癌、子宮內膜癌、嚴重肝功能障礙、三酸甘油脂過高、靜脈栓塞、不明原因的子宮出血等禁忌症，停經10年內、健康不過重的女性，使用荷爾蒙治療可以安全的處理更年期熱潮紅症狀。

生活上，以下方法可幫助改善熱潮紅的不適：

1.保持健康的飲食，避免辛辣食物、咖啡因和酒精。

2.穿著透氣舒適衣物，避免穿太緊或不透氣的衣物。

3.保持室內涼爽、空調溫度調低一些。

4.學習放鬆技巧，如瑜伽、冥想和深呼吸練習，可減少壓力和焦慮。

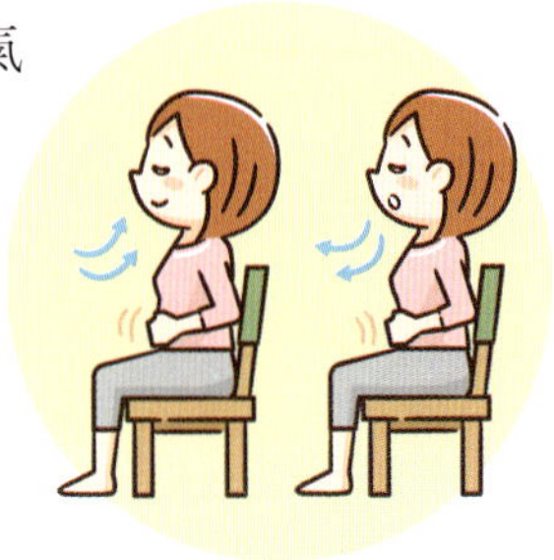

心悸

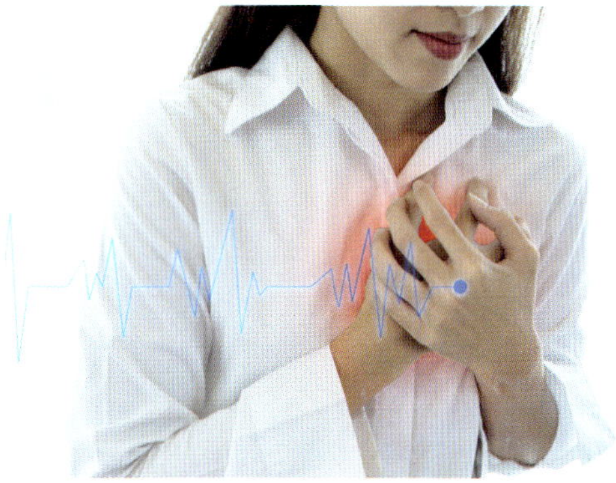

心悸是更年期女性常見症狀，出現時心跳可能變快或變慢、不規則亂跳或短暫停止跳動。更年期女性由於體內荷爾蒙濃度降低，除了易憂鬱、情緒低落、睡不好，同時還會影響到自律神經系統。自律神經系統通常分為交感神經及副交感神經，若交感神經興奮，易刺激心跳變快、心律不整；相反，若副交感神經興奮，則會造成心跳變慢，甚至出現心跳停止、昏倒等意外狀況。

造成更年期女性易出現心悸，除了雌激素濃度降低是主要因素，其他原因還包括：

1.劇烈高強度的體力勞動：這會造成暫時性心血管供應不足，使得心臟負荷過大，從而引起心悸。對更年期女性來說，活動量過大是引發心悸的重要因素之一。

2.情緒波動大：受體內激素波動的影響，更年期女性易出現情緒問題，如果未及時調節好情緒，長時間讓負面情緒影響身心，就可能加重心血管負擔而引起心悸。

3.體質虛弱：體虛、心臟功能不強的更年期女性，出現心悸的機率更高。

4.心血管疾病：患有心臟病或其他會影響心血管的疾病，也容易造成更年期心悸。

若為更年期綜合症引起的心悸現象，主要原因是體內雌激素減少所導致，只要遵循醫生指導補充雌激素即可。

生活上，要注意飲食清淡、控制體重；每天做規律緩和運動半小時或1小時，如慢跑、瑜珈等；情緒波動時多看書、聽音樂，以適時轉換負面情緒；容易刺激心臟的菸、酒、咖啡少碰為宜，但含抗氧化劑的茶類則可適量飲用。只要遵循以上生活原則，就能幫助提高心臟素質，也能有效減少更年期出現心悸的頻率。

需要提醒的是，部分更年期女性出現心悸，可能是因為心腦血管等疾病所引起，最好定期進行健康檢查，找出心悸的病源，才能對症處理及避免延誤病情。

親近音樂能幫助紓壓，也是凍齡的好方法！

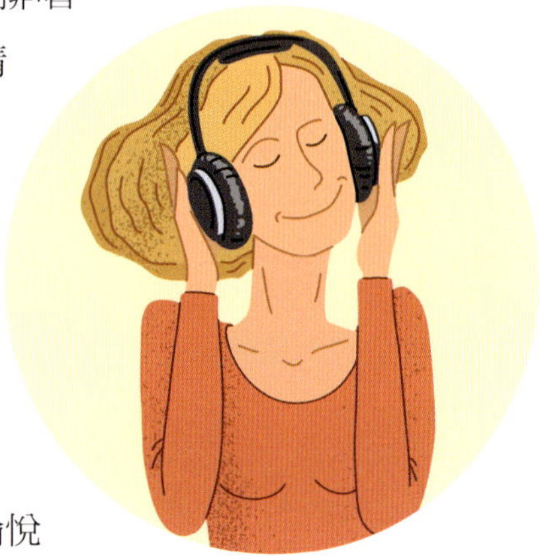

女人有必要時時聆聽音樂，多安排唱歌的機會。人類需要腦內啡來提升情緒，感覺愉悅，根據研究，音樂可以大幅提升腦內啡，當聽到令人感動的音樂，妳的心情會瞬間放鬆下來，身體會分泌大量的腦內啡。

腦內啡就類似於身體自身所分泌的「內源性」鴉片，身體有大量的腦內啡會使我們全身都感到愉悅，這愉悅也會充分表現在妳的臉上，自然讓妳看起來春風滿面，更加年輕。

如果妳時常愁眉苦臉，臉部看起來會更顯衰老，且會加快老化的速度。女人若能時時保持愉悅的情緒，容貌自然而然會更年輕亮麗，保有年輕不老的容顏。

所以，我鼓勵女人應該養成聆聽音樂的習慣，時常有快樂的情緒會影響生理，使身體更健康。這裡提到的音樂當然也包括與好友相約唱歌，這也會有相同的效果，所以有空時不妨多和朋友相約去KTV唱歌，這是能幫助舒緩壓力很簡單的方式，也是保持年輕讓容貌不衰老非常好的方法。

焦慮

國民健康署研究指出，35.8%的國人女性有更年期症候群，其中以情緒低落、失眠、易怒三種症狀最常見。

影響更年期女性情緒的生理性因素主要為：

1.荷爾蒙的變化與不穩定，容易出現失眠、焦慮等不適症狀。

2.因雌激素分泌減少產生身體不適，如熱潮紅及盜汗、皮膚失去潤澤、陰道乾澀等，這些生理症狀連帶會影響心理感受。

3.生理機能出現退化，體力不佳，身體頻頻出現各種不適症狀，或是許多慢性疾病逐漸出現，懷疑自己是否罹患重症。

4.白髮、皺紋、黑斑等老化徵兆慢慢浮現，擔心青春逝去，美麗不再。

更年期情緒症狀通常於更年期早期，甚至在停經前數年即出現，其病因主要在生理層面，與女性荷爾蒙缺乏有絕對相關。但並非所有人在更年期都會出現情緒困擾，其發生的機率取決於自身的體質及性格。

若患者過往就是容易焦慮、煩惱、累積壓力的性格，到了更年期，由於女性荷爾蒙降低、男性荷爾蒙升高，就更容易出現衝動、情緒不穩定的情況。補充雌激素對幫助這類患者穩定情緒有相當程度的作用，但需要在專科醫師的評估下審慎使用，才能有助改善更年期症狀。

臨床上，有患者使用荷爾蒙療法治療更年期綜合症，在取得明顯的治療效果後，因個人揣測是否是因為近期心理狀況良好而使所有身心症狀消失，因此擅自停藥，不意，停藥後所以更年期相關不適症狀又恢復如治療前，經醫師勸導後重新進行療程，才使諸多更年期綜合症狀再次得到有效緩解。由此案例得知，接受荷爾蒙治療者，在與醫師討論前，不要隨便停藥或更改用藥劑量，以免影響治療效果。

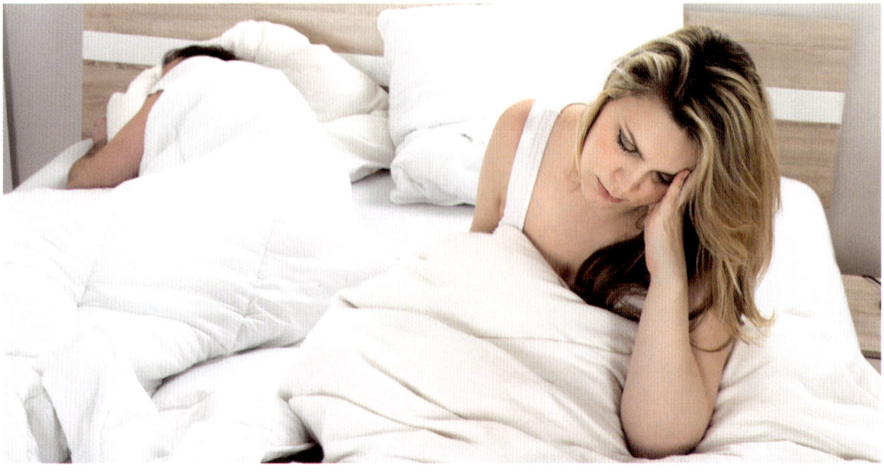

更年期憂鬱症

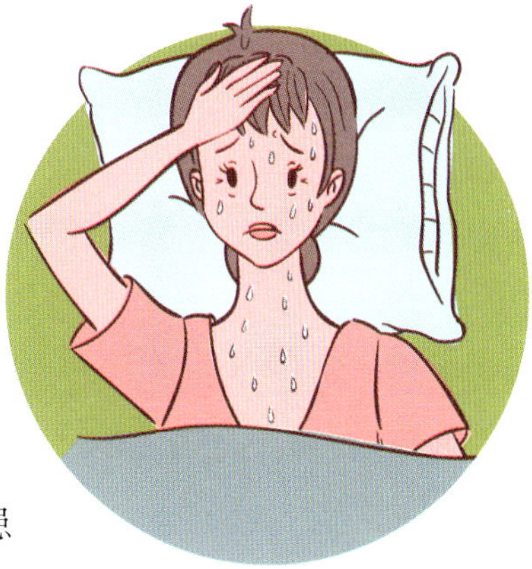

臨床研究顯示，更年期過後的女性由於身體缺少雌激素的作用，比男性更容易罹患失智症。患有更年期綜合症的女性除會產生熱潮紅、盜汗、陰道乾澀、骨骼酸痛、失眠及心情低落等情形，更會進一步引發憂鬱情緒，而患有憂鬱症或睡眠障礙的人，罹患失智症的機率比一般人高，使得女性在更年期過後罹患失智症的機率相對提高。

引發更年期憂鬱的原因主要可分為三大類，第一類是身體不適導致生活品質降低，例如熱潮紅、盜汗、心悸、頻尿、陰道乾澀等，第二類是人生階段轉變的壓力，如孩子離巢、生活失去重心等，第三類是家族遺傳或過去有憂鬱症病史。

更年期有憂鬱傾向如果不及時介入治療，當大腦長期處於負面情緒狀態，可能損傷腦部神經，進而演變成失智症，甚至有較高的輕生機率。更年期憂鬱症的治療方式包括：

1.荷爾蒙療法：通過補充女性荷爾蒙，如雌激素和孕激素來緩解更年期症狀，可以在短期內緩解一些更年期不適。

2.藥物治療：抗憂鬱劑、抗焦慮劑和安眠藥是常用的更年期憂鬱症治療藥物，這些藥物可以幫助患者平衡情緒、改善睡眠品質，並能減輕焦慮。

3.心理治療：透過專業心理師的診斷與治療，可以幫助患者處理負面情緒、思維和行為模式，擺脫憂鬱的心理陰影。

需要注意的是，「情緒低落」並不等於「憂鬱症」，更年期女性因荷爾蒙變化，尤其體質、性格上有焦慮、憂鬱傾向的人，容易出現恐慌、心悸及胸悶等身心官能症狀，身心科的藥物可以調整體內血清素、多巴胺，緩解焦慮症狀、幫助睡眠，且只需低劑量短期使用，毋須擔心戒斷問題，患者可安心使用。

養寵物有助抗憂鬱

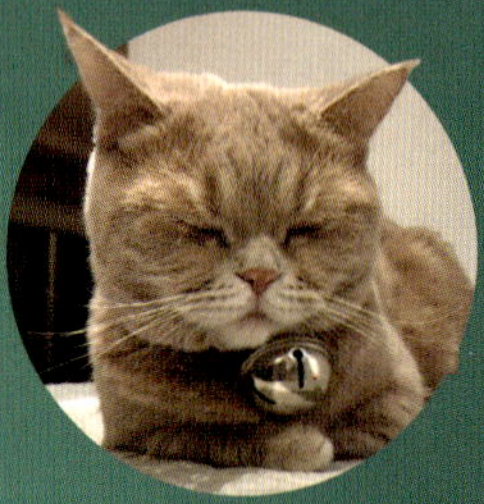

一篇發表於「BMC Psychiatry」期刊，由英國利物浦大學團隊進行的研究指出，養寵物能為有心理健康問題的人帶來正面效益。研究探討狗、貓、倉鼠、雀科鳥類及金魚對研究參與者在心理健康上所產生的影響，結果發現，透過養寵物有助被診斷出嚴重精神狀況、身體健康問題或有發展障礙者管理他們的情緒，並分散他們對自己心理健康問題症狀的注意力。

專家們將此現象稱為「寵物效應」，美國心理健康協會(Mental Health America)指出：「寵物效應也被稱為人與動物的關係，是一種人與動物之間互惠互利的關係，對雙方的健康和福祉都有積極的影響。任何寵物主人都會告訴你，和寵物一起生活是有好處的，包括持續的陪伴、愛和感情。」

人類動物關係研究所(Human Animal Bond Research Institute)2016年的一項調查也發現，參與研究調查的主人中，有近75%的人表示，寵物毛茸茸的外表、對主人無條件的愛等優點，對病人的心理健康很有助益。

失眠

相較於其他年齡層的女性，45～55歲的女性抱怨睡不好的比例高達4倍；而在停經後的女性當中，超過一半有失眠症狀的起因是因為熱潮紅，這是因為患者體內荷爾蒙分泌出現變化，使得人體對冷和熱特別敏感，對溫度感知一下冷一下熱，且潮熱常會伴隨盜汗和心悸一起出現，這些情況若發生在半夜，就容易導致睡眠被干擾，甚至出現嚴重失眠的情況。

另外，在更年期荷爾蒙劇烈變化下，自律神經也會受到影響，造成交感神經與副交感神經功能失調，可能出現熱潮紅、盜汗、心悸、頭痛、失眠、緊張、焦慮等現象，而當日間出現情緒低落或憂鬱的情況，也會影響到夜間的睡眠品質。

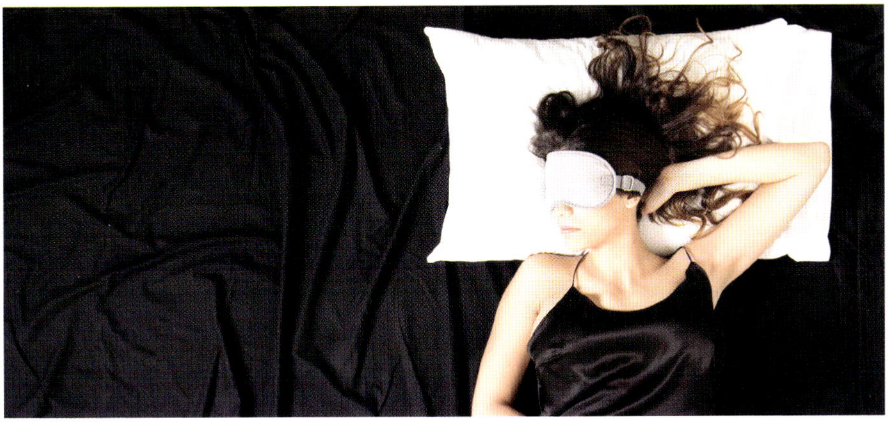

約40%的女性在更年期時有失眠的困擾，多數是因夜間盜汗及熱潮紅引起，也有人並沒有什麼生理症狀，但晚上就是睡不好。要如何判斷失眠是因為更年期身心症狀所引起？當屆齡更年期，如果1週內有超過3個晚上睡不好，並且已經影響到白天的生活作息，或日常生理功能受到影響時，就可稱為「更年期失眠症候群」，特徵包括：不易入睡、淺眠、睡眠品質差等。

引發「更年期失眠症候群」主要可歸類三大原因：

1.因熱潮紅引起：這是最常見的原因。更年期過渡期可能對冷熱變得敏感，常會無來由的忽然一陣熱或一陣冷，有時會伴隨緊張、盜汗，甚至是心悸；如果發生在半夜，就可能嚴重地影響睡眠品質。

2.與情緒疾患相關：女性在更年期過渡時期，一方面因為體內荷爾蒙劇烈變化，造成體質對於情緒的易感性；另一方面，在這段時間通常會有一些生活上的重大改變，例如空巢期等，都使女性會有較多的情緒困擾，不論是焦慮或憂鬱，都可能影響到夜間的睡眠品質。

3.與睡眠呼吸中止症相關：「睡眠呼吸中止症」指睡眠時因為肌肉放鬆，造成呼吸道壓迫，而使呼吸暫時停止的現象。這類症狀在更年期女性有增加的趨勢，詳細原因不明，但可能與體重的增加與老化有關。這些狀況可能會因為吃安眠藥而變得更嚴重，長期用藥也可能會引起呼吸或心血管方面的併發症，若有這些症狀，須儘早接受相關處置，包括：體重控制、睡姿調整、使用正壓呼吸器、或開刀等。

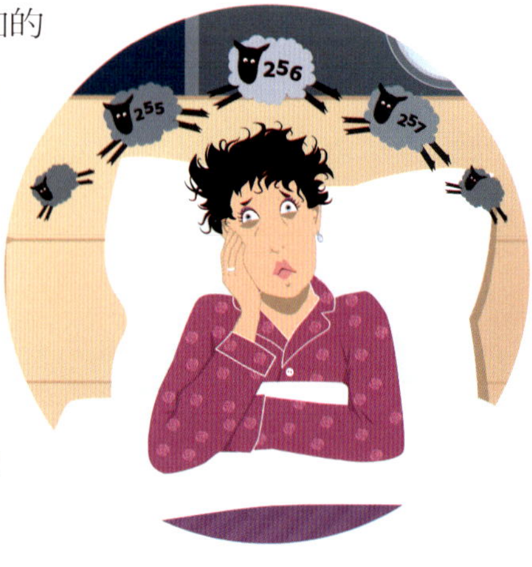

在治療更年期失眠的醫療策略上，一段時間的荷爾蒙補充療法還是首要選擇，因為絕大多數的這類失眠還是因為更年期生理症狀所造成，荷爾蒙療法對這些症狀的治療效果相當明顯。

裸睡好處多

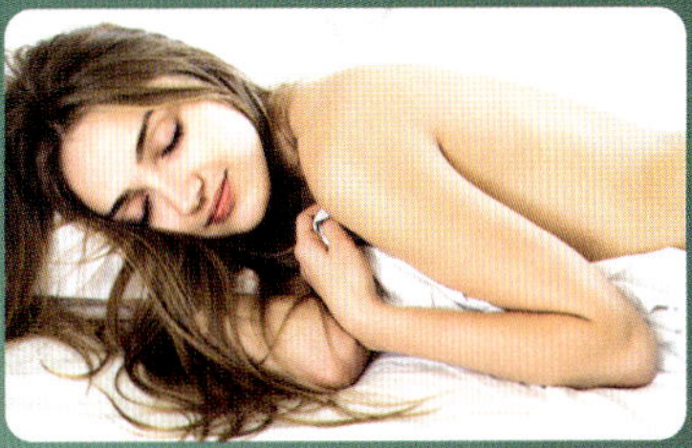

日本醫學證實，裸睡有助入眠，也可增進身體健康。研究指出，很多患有生理痛、腰痛、陰道炎及手腳冰冷等疾患的女性，在調整為裸睡之後，不適症狀均獲得紓緩或消除。臨床研究也顯示，約有半數以上婦科病的致病原因來自穿著不適當的內衣褲，因為這些衣物不利身體新陳代謝的正常運作，容易造成生理性緊張，使疾病產生。裸睡除了可改善女性的婦科病，對其他緊張性的疾病，如頭痛、慢性腹瀉、慢性便秘、頸肩酸痛、失眠等，防治效果也很好。

人體的皮膚有著調溫、吸收、排毒等功能，它需要有良好的換氣環境，才能保有亮麗的光澤，睡覺時如果包得密不透風，容易加速退化及老化現象！裸睡能幫助血液循環，讓交感神經放鬆，讓人在就寢時比較容易進入深睡眠狀態。

有睡眠障礙者，如果不想一直依賴藥物，裸睡其實就是很容易就能做到的事！

記憶力衰退

根據美國一項研究指出，受到女性荷爾蒙波動所影響，女性在更年期的第1年會出現記憶力嚴重退化的現象，不過這多數僅為短期現象，不會造成永久性的記憶力喪失。

曾有研究顯示，女性經歷更年期時對於單字詞彙和故事等言語資料的記憶力會呈現下降狀態；新的研究改以核磁共振攝影MRI記錄受試者熱潮紅發生時對海馬體、前額葉皮層記憶任務的特定影響，研究結果指出，雖然這項假設還需要更大型研究來全面評估熱潮紅與腦功能改變之間關係的可靠性，但該研究認為，大腦中負責記憶的特定區域似乎受到熱潮紅的不利影響。

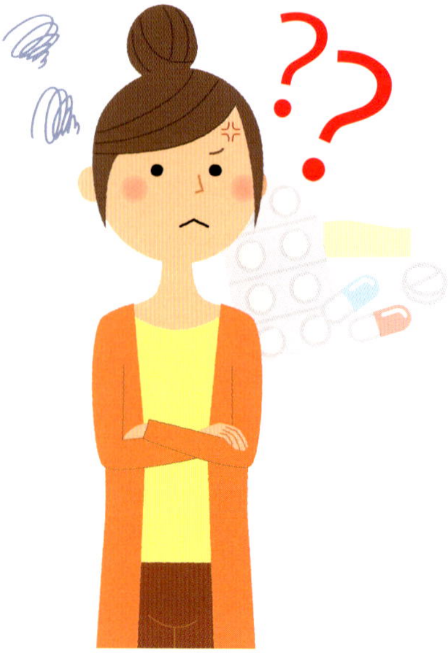

由於大腦中負責掌管記憶與認知能力行為的部位「海馬迴」與前額葉皮質會受到雌激素的影響，因此當進入更年期，雌激素分泌狀態改變時，也會影響到記憶力管理的部分，而大腦記憶力退化的情形，以在語言學習、言語記憶與細微運動能力上的表現最為突顯。

地中海飲食

一種源自地中海周邊國家，被認為有益於現代人健康的飲食模式，飲食中以天然的和未經加工的食物為主，如水果、蔬菜、全穀類和堅果類，且使用橄欖油當作飲食脂肪的主要來源，減少食用紅肉，食用適量魚肉。由於橄欖油和堅果類食物富含抗氧化物，對於延緩大腦功能衰退很有幫助。

更年期荷爾蒙療法（MHT）可能不會直接影響或改善記憶，但可幫助緩解更年期症狀，降低罹患其他更年期疾病的風險。

此外，大腦的健康也可透過一些精神刺激活動來加以改善，研究證據顯示，有些方法可以延緩大腦衰退的速度，例如：規律運動、戒菸/戒酒、較多參與社交活動；在飲食方面，可採用「地中海飲食」方式，其他如適量補充維生素D、維生素B群、大豆異黃酮等。

更年期腦霧

「腦霧」（brain fog），英文有時也稱「mental fog」，其表現包括記憶力減退、思維不清、注意力不集中等，許多更年期女性都曾有過「腦霧」的情形，卻不知道原因是什麼。

臨床醫學指出，許多經歷圍絕經期（指更年期前後幾年，持續時間大約7年左右）的女性開始經歷忘詞和找不到合適表達詞彙的困難，或者無法同時專注幾件事情，而語言文字表達本來應該是這些女性的優勢能力。

醫學研究也證實，大約60%圍絕經期或更年期女性能主觀上感覺到自己的認知功能出現變化，之所以會有這些狀況，其中一個關鍵問題是大腦中具有雌激素受體，許多雌激素受體位於大腦海馬體中，該大腦區域對修復和檢索記憶非常重要，女性屆臨更年期，體內雌激素濃度突然下降，海馬體的一些活動會受到影響。尤其對已切除卵巢（產生最多雌激素的腺體）的女性的研究表明，一旦這些女性在服用雌激素補充劑後，她們的認知能力就會得到明顯改善。

美國匹茲堡大學精神病學教授瑟斯頓（Rebecca Thurston）表示，不光是雌激素有重要影響，還必須考慮諸如睡眠干擾等其他因素。她說，女性在向更年期過渡的過程中，多達60%的人表示有睡眠問題，而睡眠也與記憶力有關，睡眠不足會干擾記憶力迴路，潮熱也會產生影響。

「腦霧」一詞的由來

這個說法是英國醫生愛德華·蒂爾特（Edward Tilt）在19世紀中葉提出來的。他用它來形容維多利亞時代一些更年期女性患者所抱怨的「一頭霧水」的症狀，比如，她們經常記不起來把錢包放在哪裡，或是回家的路該怎麼走。

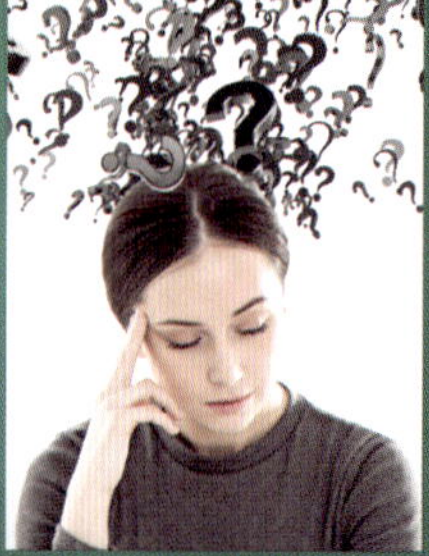

瑟斯頓教授表示，過去人們認為潮熱是女性可以忍受的輕微症狀，但新的研究顯示，它與心血管疾病風險有相關，可以說，它們是腦小血管病的標誌，它們影響海馬體兩側的連接，並引起記憶力的改變。

此外，女性在圍絕經期期間生活中增加的情緒波動、焦慮和憂鬱，都可能影響記憶力。但有跡象顯示，「腦霧」應該只是暫時現象，隨著大腦適應了雌激素減少或完全沒有，這種現象就會慢慢好轉或消失。

三高/心臟病/腦血管疾病

據統計，女性在更年期之前的三高（高血壓、高血糖及高血脂）發生率普遍低於同年齡層的男性，但在更年期過後，女性三高發生的比率反而大於男性，顯示更年期後三高是女性不能輕忽的健康議題。

另外，依據2018～2022年國民營養健康調查結果，45～64歲女性血壓偏高、血脂偏高、血糖偏高盛行率，分別為26.4%、21.3%、39.7%，約為19～44歲女性的3.9倍（6.8%）、2.6倍（8.2%）、3.4倍（11.8%），且隨著年齡增加，三高異常的盛行率還會逐漸提高。

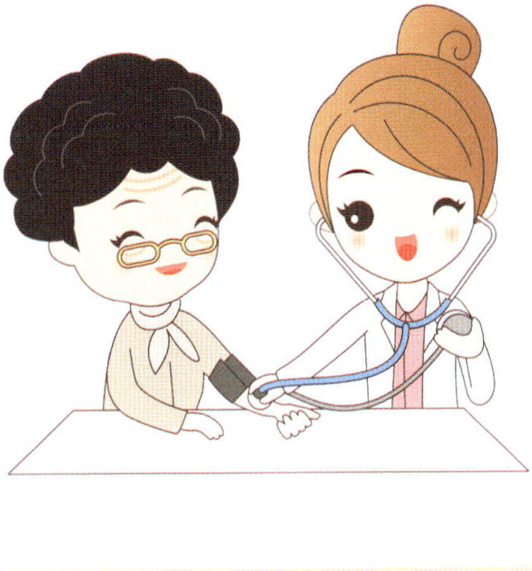

女性在45～55歲左右，因為卵巢功能衰退，女性荷爾蒙分泌減少，導致基礎代謝率降低、體脂肪容易囤積，提高心血管疾病發生的機率；而在停經後，由於身體缺乏雌激素，會間接地增加末稍血管的阻力，提高高血壓的發生機率，同時也會使得血管內膽固醇的成分產生變化，低密度血脂蛋白（壞膽固醇）會增加，而高密度血脂蛋白（好膽固醇）會減少，再加上凝血因子量增加，使血液的黏稠度上升，大大提高形成血栓的機率；而雌激素和黃體素濃度的改變，影響細胞對胰島素的敏感度，可能引起血糖值的大幅波動。這些都是引起女性在更年期後三高出現的主要原因，也是引起心臟病、腦血管疾病等動脈硬化症的主要原因。

根據我國衛福部國健署的統計資料顯示，近年，國人女性心血管疾病、糖尿病、腦血管疾病在更年期後的死亡率以每5歲翻1倍的速度上升。國健署進一步分析，50～54歲女性的心臟病死亡率為每10萬人口15.4人、糖尿病為10.4人、腦血管病為10.6人、高血壓性疾病為3.9人；之後的55～59歲，心臟病死亡率為每10萬人口28.4人，60～64歲的死亡率更達到每10萬人口45.6人；其他如糖尿病、腦血管病、高血壓性疾病的死亡率，也幾乎都因為年齡增加而呈倍數成長。由此可見，三高、心臟病、腦血管疾病對更年期過後女性的健康威脅甚鉅。

別以為吃素就能控制膽固醇

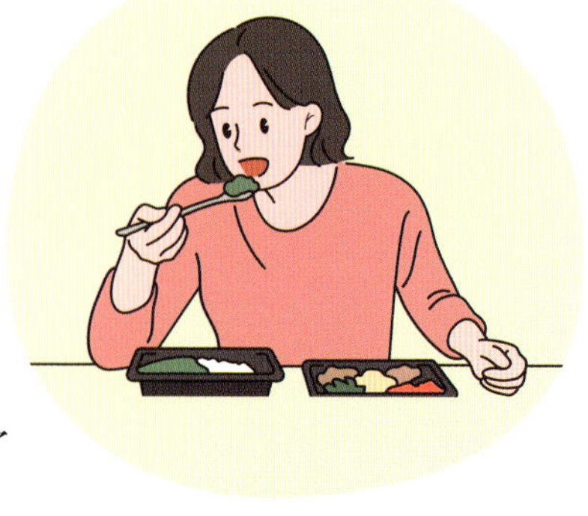

膽固醇是製造細胞膜不可或缺的物質，僅存在於動物性食物中。膽固醇不僅構成細胞膜，還可轉化為膽酸幫助脂肪進行消化吸收，更是身體合成維生素D、男性荷爾蒙、女性荷爾蒙和壓力荷爾蒙等固醇類荷爾蒙的原料，所以，為了

確保身體有足夠的膽固醇原料來執行上述功能，身體也會自行合成膽固醇。事實上，人體內70%～80%的膽固醇是由我們的身體自行合成，飲食來源僅佔20%～30%，所以，即使沒有吃任何膽固醇食物，也有可能會出現膽固醇過高的問題。

由於膽固醇只來自動物性食物，但因為飽和脂肪會影響膽固醇，所以富含油脂的植物性食物的「升膽固醇指數」會較一般植物性食物高。在富含油脂的植物性食物中，以大豆油、橄欖油等一般植物油及堅果種子等食物的「升膽固醇指數」較低，可以安心使用，但椰子油、植物奶油和高油酸的棕櫚油等則因富含飽和脂肪，使得它們的「升膽固醇指數」很高，要避免過多食用。

另外，由於膽固醇是合成壓力荷爾蒙的原料，壓力過大、抽菸、肥胖等非飲食因素也會導致血膽固醇上升。所以，素食者儘管飲食中很少吃含膽固醇的食物，健康檢查時膽固醇數值還是超標，就有可能是上述因素所引起。

50歲以後，女性腹部肥胖率高於男性

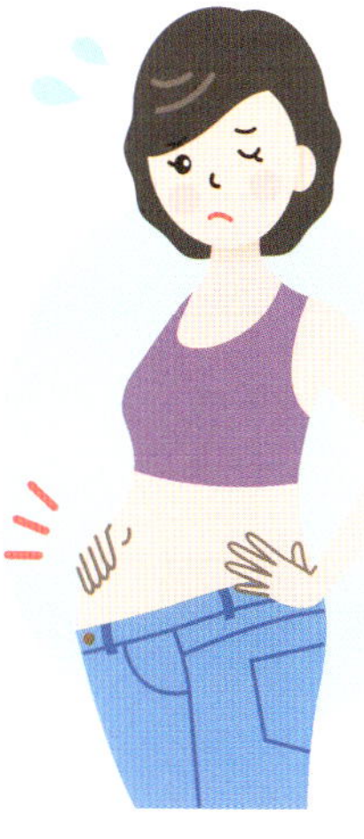

腹部肥胖亦是女性在更年期過後必須注意的健康問題！依年齡來看，在青壯年族群（20～49歲）中，男性腹部肥胖率高於女性，但在50歲過後，女性腹部肥胖的比率就超過男性，尤其是銀髮族女性更為明顯。由於堆積在腹部的脂肪組織會影響身體的代謝效能，導致血液中的三酸甘油脂濃度提升、血糖升高，進而增加罹患心血管疾病和糖尿病的風險。

女性若無乳癌家族史等禁忌症，於早期停經時遵循醫師專業建議，適當使用荷爾蒙療法（MHT），

可幫助改善更年期症狀及預防心血管疾病。規律運動也能有助降低心血管疾病的罹患率，改善身體組成及維持良好的基礎代謝率，並能增加免疫系統的功能，對更年期過後的女性而言，健走、健康操、太極拳、氣功等都是適合的運動項目。

肌肉流失/肌少症

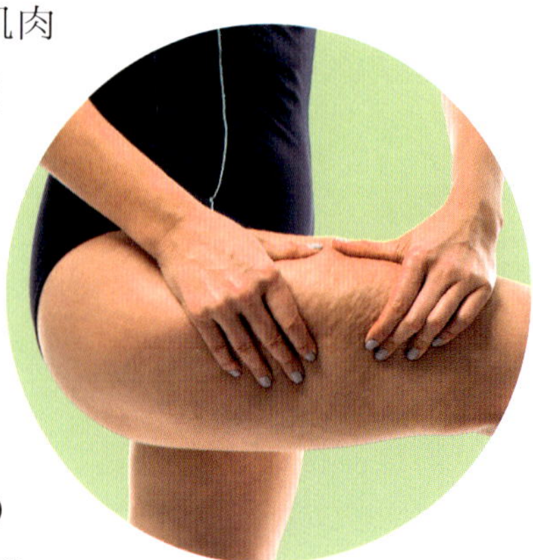

肌少症指身體肌肉量減少，合併肌肉力量與協調性功能失去的疾病，肌少症會因為年紀增長而自然發生，也會因為營養缺乏、缺乏運動而發生，也可能因為一些身體器官/系統的急、慢性疾病，而加速肌少症發生的進程。

隨著年齡增長，身體會開始增加脂肪累積，肌肉會不停流失，過了40歲，每10年流失約8%的肌肉量，70歲過後，肌肉流失的速度更會加快，每10年約減少15%；至於大腿肌肉力量，在30歲後每10年下降約3%～8%，在40歲以後每10年下降約8%，70歲以後每10年下降15%。

據統計調查，台灣長者的肌少症盛行率為3.9%～7.3%，且患者數量隨著年齡增長而增加。預估台灣目前肌少症患者已超過100萬人，尤以年長女性更為嚴重，平均每5人就有1人，肌少症患者多有腰酸背痛的情形，因此常被視為老化、更年期相關症狀，而未特別加以重視。

女性在40歲過後肌肉流失之所以比男性更為嚴重，是因為女性體內的雌激素分泌會隨著年齡增加而遞減，進而減少蛋白質的吸收與肌肉生成，使得身體肌肉組織的比例降低，同時使神經肌肉系統的效率降低，導致肌肉量、肌力及肌耐力同步下降；另外，隨著年齡增長，由於腦部控制肌肉運動的神經傳導減少，肌肉動作的控制越來越不精確，協調性不好，亦會影響到肌肉的質量和收縮活動。

肌少症可進一步分為與年齡相關的原發性肌少症和繼發性肌少症，後者與多種風險因素相關，包括：營養不良、活動量不足與疾病等，年輕族群若有不良的生活習慣，也有可能提早面臨肌少症的風險。

肌肉不僅能支撐人體、維持行動力，肌肉量下降更會增加失能、臥床的風險。另外，女性先天因為女性荷爾蒙、雌激素代謝的影響，相較男性更易囤積脂肪，所以女性的肌肉量先天比男性更難增加。

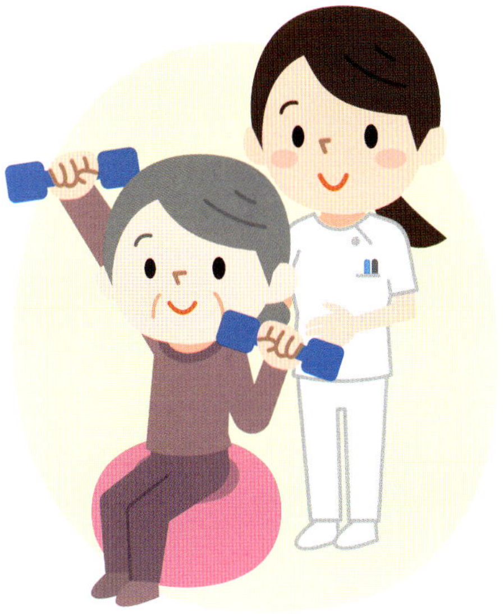

肌肉質與量的減少是身體發生問題的警訊，肌少症容易引起體力衰弱、身體功能減退、抵抗力降低，在身體器官系統生病時會產生更多的併發症，並且會產生更多的連帶疾病。

根據研究，肌肉的流失量愈高，死亡的風險會隨之增加，其危險性說明如下：

流失10%：免疫力下降、感染風險升高。

流失20%：傷口復原能力下降，肌無力風險升高。

流失30%：虛弱、臥床無力起身，壓瘡、肺炎或導致失能相關疾病的風險上升。

流失40%：死亡風險增加，且容易死於肺部感染。

肌肉的生成3分靠運動、7分靠飲食

缺乏運動與營養不良是一般民眾發生肌少症的原因，因急性疾病而導致臥床，使得運動量減少，也可能導致肌肉急速減少；此外，如癌症、慢性感染症等慢性疾病的消耗，也會讓患者的肌肉減少，因此，疾病也是引起肌少症的重要原因之一。

要診斷肌少症可先做肌肉功能測試，項目如：手的握力、由椅子站起來的速率、走路的速度，另外還要加上肌肉平衡功能測試。如果有功

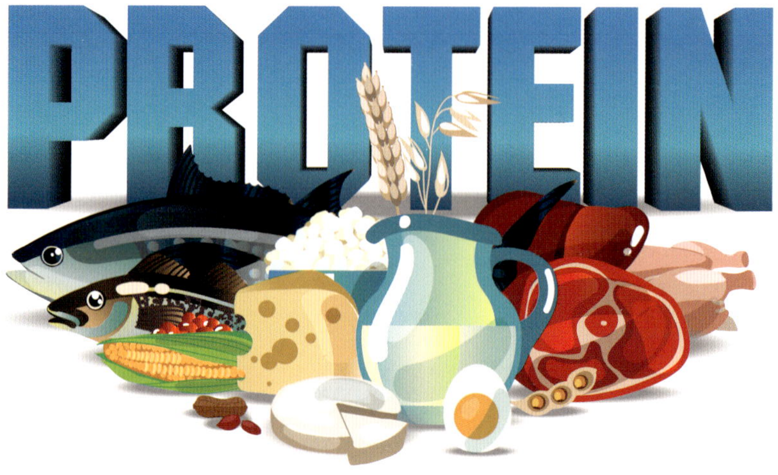

能減弱的情況，需再做肌肉質量的檢測，以作為證實的數據，以及肌肉量的檢查，較為可靠的檢測方法有生物電阻測量儀、雙能量X射線吸收儀、電腦斷層等。

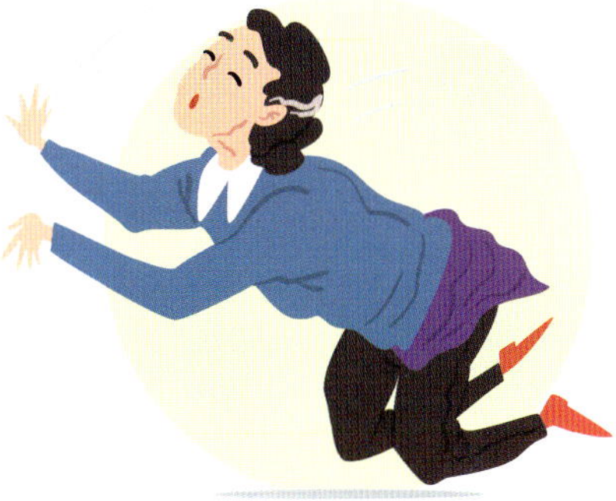

肌少症會讓患者的身體機能減弱，造成容易跌倒、無力呼吸、吞嚥困難；換言之，肌少症患者比較容易生病，生病後住院的天數也會延長，也容易因為吞嚥困難進而引起營養缺乏，及呼吸肌無力時因咳痰不易而引起肺炎。

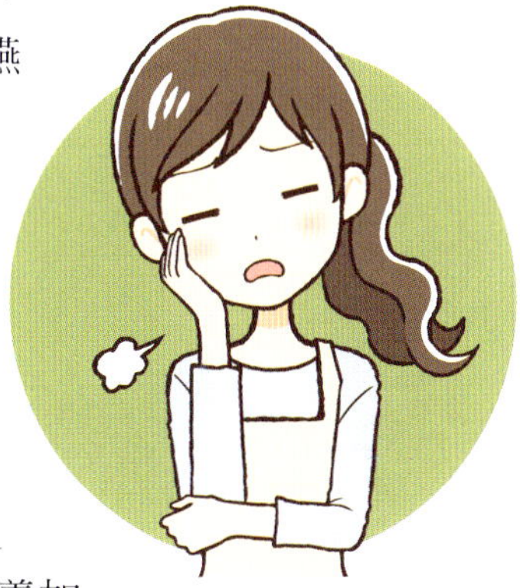

要怎麼預防肌少症？很多人以為有運動就不會出現肌少症，其實肌肉的生成「3分靠運動、7分靠飲食」，如果沒有補充足夠的蛋白質，就算做再多的運動刺激，肌肉增長的效能也很有限。所以，適當的營養加上適量的運動，就可減緩肌少症發生的機率，甚至增加肌肉的質量，反轉肌少症。

建議每日/每公斤體重攝取30大卡的熱量及至少1.1公克的優質蛋白，也可多元攝取維生素、礦物質，或使用均衡營養品以補齊營養缺口。

由於每一餐中蛋白質攝取的質和量若不平均，會讓身體無法有足夠的同化代謝驅力去修復和生長，因此在日常攝取蛋白質食物時，建議一天的總量應平均分布在三餐當中。

肌膚乾燥/搔癢

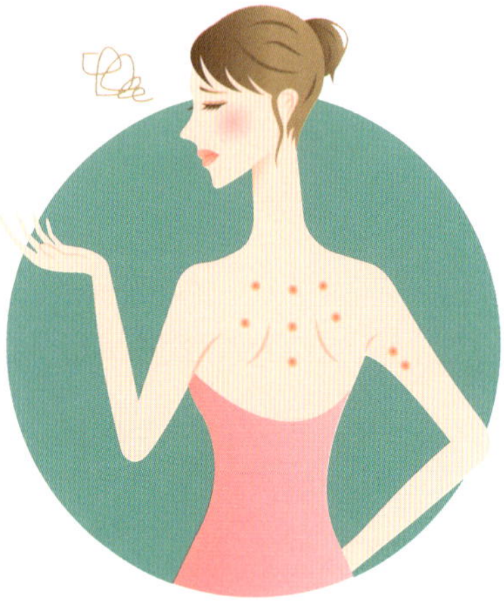

很多女性在更年期階段經常會無來由的感覺皮膚搔癢，有時身上還會出現片狀紅疹，位置大多在背部、前胸或四肢，大部分患者會以為是異位性皮膚炎，而忽略是更年期引起的症狀。

皮膚老化的過程通常可分為以下四個階段：

老化潛伏期（18～30歲）

是斑點出現的關鍵時期，這個階段皮膚表現最良好，但可能面臨到長痘痘、曬傷、皮膚屏障功能較差、出油明顯等皮膚困擾。

老化發生期（31～42歲）

是膚質開始惡化的階段，這個時期女性的皮膚可能面臨粗糙、痘疤、斑點及皮膚修復功能下降等問題。

快速老化發生期（43～47歲）

是皮膚各類老化問題發展的關鍵時期，此期間會有皺紋、老人斑增加、膚色變深和皮膚紋理發生變化等明顯的外觀轉變。

穩定老化期（48～60歲）

通常是皺紋和斑點最為突出的時期，此時期的女性可能會面臨最嚴重的皮膚老化問題，包括乾燥和皮脂分泌不足等皮膚問題。

一般而言，魚尾紋大約在23歲左右就會開始出現，而嘴角紋則在35歲左右以最快的速度增加。隨著年齡增長，過了42歲，全臉的皺紋、眉間紋和眼周細紋會明顯增加，這些皺紋現象隨著年齡增長將變得更加明顯。

30%的膠原蛋白會在更年期的前5年內流失！

在健康的肌膚中，水分佔有很關鍵的作用。皮膚中的水分含量由皮膚表層的蒸散程度和表皮的保水度來決定，其中，膠原蛋白、多醣類和玻尿酸都可以在真皮層內吸收水分，讓皮膚保持水嫩透亮。當年齡增長，老化效應伴隨著雌激素減少，會讓皮膚中的多醣類含量降低，皮膚缺水的現象此時就會開始出現。

值得注意的是，約30%的膠原蛋白會在更年期的前5年內流失！雌激素可以防止肌膚內膠原蛋白流失，也可以增加皮膚中的黏多醣，以提升皮膚的保水度，使皮膚呈現光滑和潤澤。一旦體內雌激素含量過低，就會使皮膚對外在刺激的耐受力大幅下降，以致出現容易敏感、乾癢、鬆弛、暗沉等老化現象。

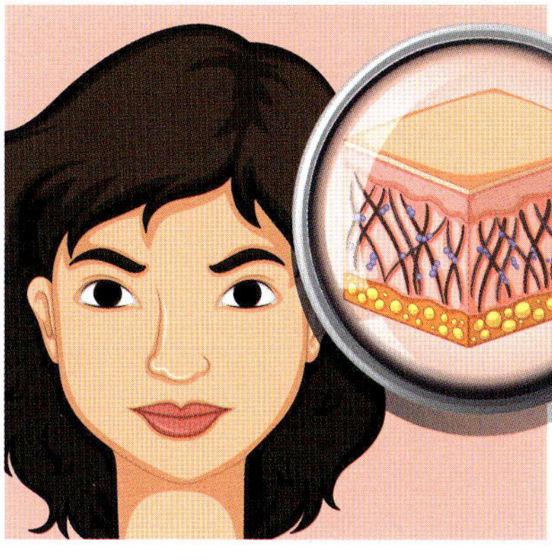

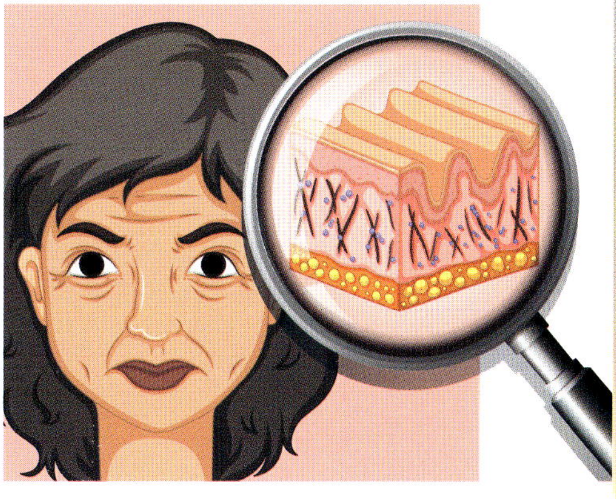

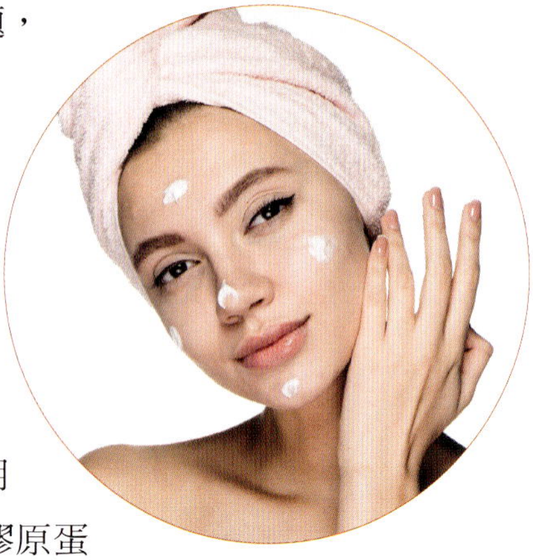

有些人年輕時即有皮膚方面的問題，平常可能是斷斷續續的發作，但是到了更年期，因為體內荷爾蒙濃度下降，造成免疫力不足，使得原來就有的症狀極可能復發或是加劇。

更年期女性因為荷爾蒙缺乏，進而對皮膚油脂腺的分泌造成影響，皮膚缺水又沒有油脂滋潤，便會出現明顯乾澀、搔癢，甚至起紅疹；另外，膠原蛋白分泌減少也會造成肌膚塌陷。膠原蛋白能夠支撐皮膚，讓皮膚看起來有光澤，但隨著年齡增長，膠原蛋白老化及流失，便會直接反應在肌膚問題上，如果再加上更年期雌激素分泌不足，皮膚缺水老化就會加重搔癢的情形，特別是在夜晚會更嚴重。

更年期女性所產生的肌膚症狀因人而異，有人沒有紅疹，卻有癢感，在臉部、頸部或四肢都有可能發癢，有時還會有明顯的紅疹，這些現象若是發生在45～55歲這段期間，就有可能是更年期荷爾蒙分泌減少所造成；當然，也有人年輕時從沒有過皮膚相關的問題，到了更年期卻出現皮膚癢或皮疹等現象，這就極可能是更年期相關的老化現象。

要預防更年期階段的肌膚問題困擾，首先要做好防曬，沒做好防曬會使皮膚長斑、暗沉、長皺紋；其次要避免過度清潔，水溫也要避免過熱，同時建議少用肥皂，避免肥皂中的皂鹼會使皮膚過於乾澀；第三，日常基礎保養要更重視保濕，可以擦上含有神經醯胺或玻尿酸的保養品，幫助肌膚更加鎖水；最後，更年期皮膚變化就是因為雌激素低落所導致，因此，遵循醫囑適量補充荷爾蒙，能幫助調節生理機能，維持肌膚健康。

掉髮

女性進入更年期後，體內的雌性激素和黃體素會開始下降，導致雄性激素在體內的比例增加，這種變化除了會破壞體內荷爾蒙的平衡，雄性激素還會造成毛囊收縮、縮短毛髮生長週期，使頭髮變得細軟、脆弱；另外，荷爾蒙變化還有可能會讓女性容易流失體內水分，水分不足將導致頭皮變得乾燥，同時也會使頭髮變得脆弱、易斷裂，最終造成更年期掉髮，甚至加劇更年期掉髮的症狀。

女性在更年期會出現卵巢機能低下、女性荷爾蒙分泌量減少的情況，而毛髮是由一種叫做角蛋白的蛋白質組成，女性荷爾蒙中的雌激素會促進角蛋白生成，毛髮的生長運作才會正常。女性荷爾蒙分泌量下

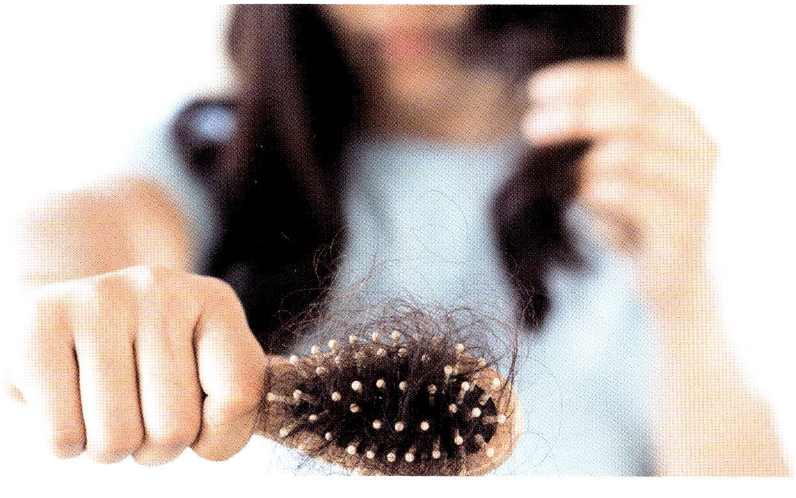

降，再加上更年期好發的自律性神經失調，導致血液無法順暢的流通至頭皮，也容易造成頭髮乾澀、掉髮的情形。

另外，隨著年齡增長，頭髮的生長週期也會出現錯亂！毛乳頭細胞負責掌管頭髮的生命週期，纖毛在其中扮演了重要的角色。由於纖毛會發出信號使毛母細胞分裂讓頭髮生長，而頭髮在生長約3～6年後會自動脫落，纖毛會再次發出生長頭髮的信號，此即為「頭髮生長週期」，但隨著年齡增長，頭髮生長週期會逐漸縮短，造成髮質變毛躁、油膩、變白及掉髮等現象。

角蛋白這種蛋白質在頭髮成分中佔了九成，因此當人體不能獲得足量的胺基酸時，就可能會妨礙頭髮角蛋白的形成，使得頭髮的生長速度變慢。此外，如果體內缺乏鋅、維生素等關鍵營養素，也會影響頭髮的生長及毛囊的穩定性，使毛囊變得脆弱，進而引起嚴重的掉髮問題。

由於女性更年期掉髮的主要原因是體內雌激素、黃體素下降，如有相關問題，可諮詢婦產科醫師，採用口服藥物、塗抹乳霜，或是直接注射的方式，來補充雌性激素及黃體素，將有助於緩解更年期症狀，並能減緩更年期掉髮問題。

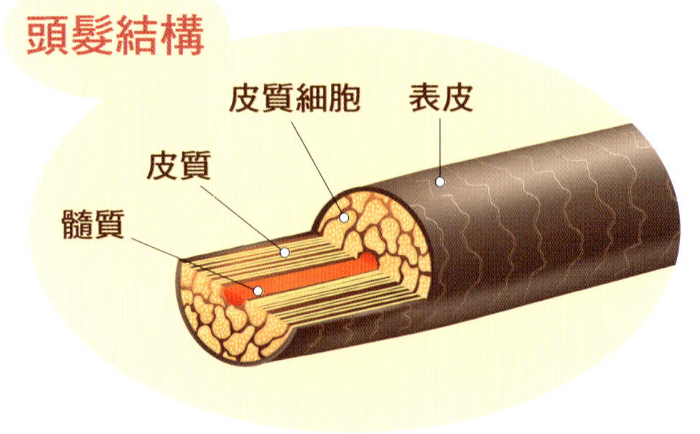

CH3

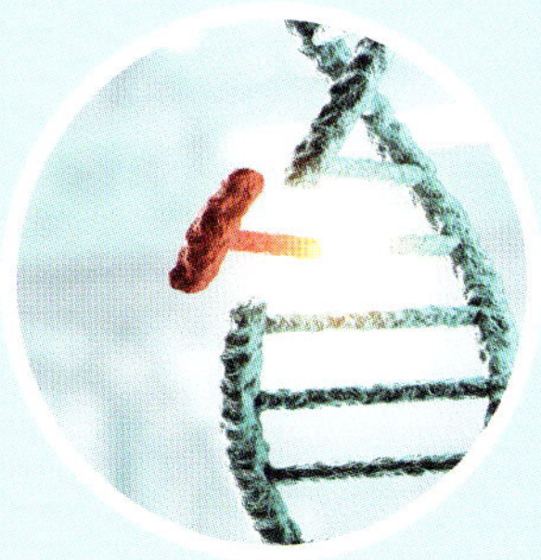

做對了，青春再多30年

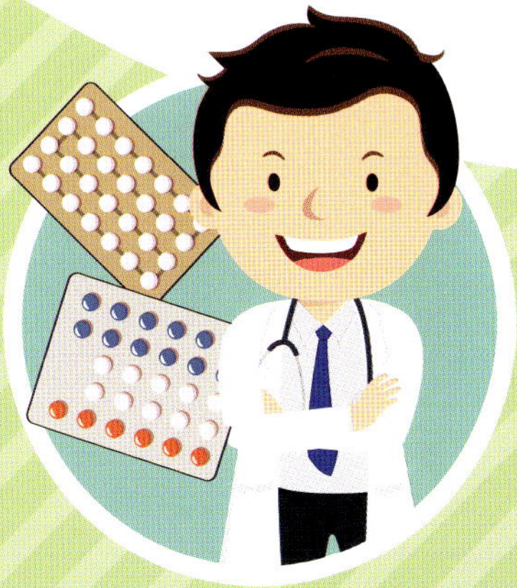

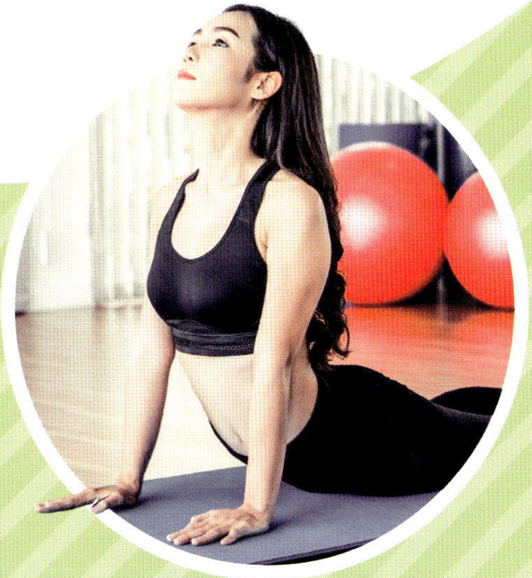

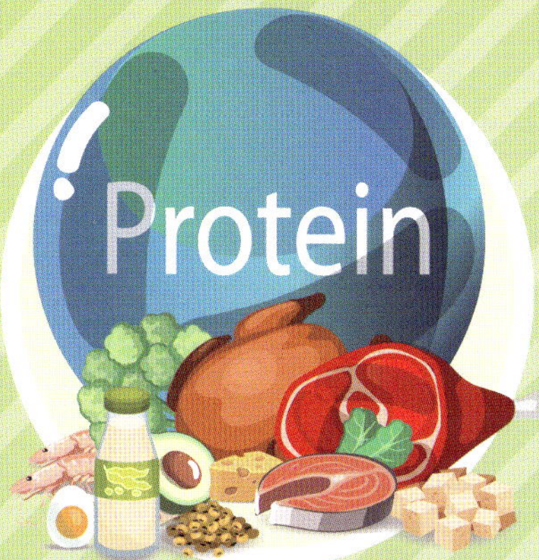

更年期不適可用荷爾蒙治療

女性在更年期所碰到的許多生理上的困擾，多數是由於卵巢機能衰退、女性荷爾蒙減少所造成的，因此，在理論上都可以補充荷爾蒙的方式來治療。然而，站在婦產科醫生的立場，我認為不是所有輕重症狀的更年期不適都適用荷爾蒙療法，而是在更年期症狀比較嚴重時，才鼓勵以補充外源式荷爾蒙來舒緩身心症狀。

例如，當患者抱怨自己的顏面潮紅非常嚴重，使得根本無法靜下心來做事；或是，晚上睡覺時會大量出汗，一個晚上必須好幾次起身更換睡衣，使得根本無法安睡到天亮；或是，陰道由於過度萎縮而經常發炎、感染，以及因為缺乏女性荷爾蒙而造成嚴重的腰酸背痛等，才建議採用荷爾蒙補充療法。

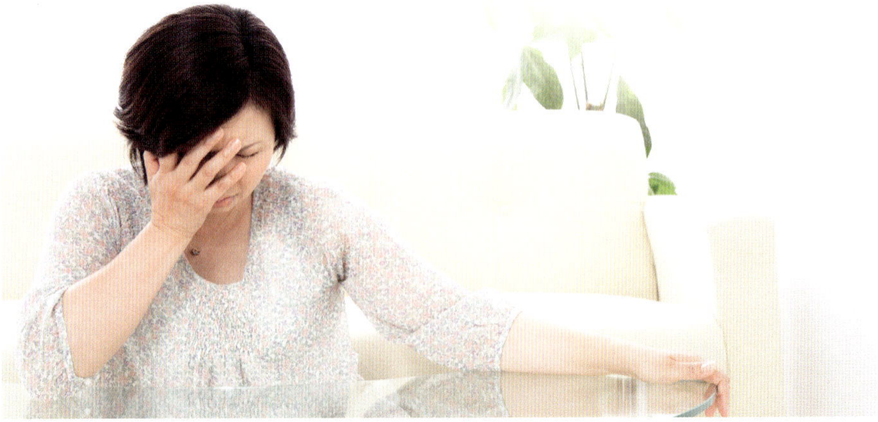

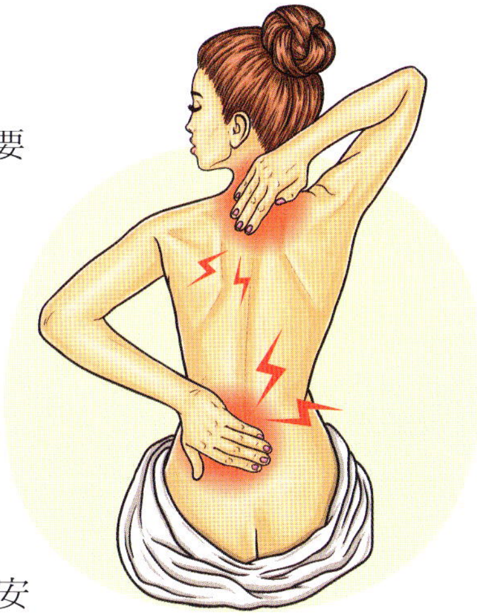

根據統計，女性更年期症狀嚴重到需要使用荷爾蒙補充療法的患者只佔20%～25%，因此，大部分更年期女性並不需要使用荷爾蒙療法。更年期女性心理上的困擾，除了尋求醫生的幫助之外，還必須充分了解到更年期是每一個長壽的女性都必須經歷的生命歷程，只有如此，才能與經歷更年期的自己好好相處，並能安穩走過更年期，邁向更成熟、穩定的晚年。

更年期荷爾蒙療法主要適用中、重度更年期症狀的患者，例如熱潮紅、盜汗、或合併睡眠障礙，或外陰、陰道萎縮引起的乾澀、性交疼痛等，無症狀或輕症且不影響日常生活者不需加以治療；其次，荷爾蒙療法也可用於骨質疏鬆症的治療或骨質疏鬆症高危險群的骨折預防。

荷爾蒙療法一般分為兩種：一種是雌激素療法，用於子宮切除後的女性；另一種是雌激素加黃體素療法，用於仍保有子宮的女性。

藥品常見有口服錠劑、皮膚貼片及局部塗抹藥膏等劑型，後兩者較口服藥物可減少所需給藥的劑量，但可能引起局部發炎或過敏症狀；外陰或陰道萎縮引起的乾澀或性交疼痛，建議優先局部使用潤滑劑，若改善效果不理想，再改用局部塗抹的荷爾蒙藥膏。

使用荷爾蒙療法的患者，待症狀減輕後可考慮逐漸降低用藥劑量或停藥，停藥後若仍有症狀，經醫師評估繼續使用的好處如果超過壞處，可繼續使用。一般，更年期症狀持續時間，約18%的病患少於1年，56%為1～5年，26%大於5年，所以更年期荷爾蒙療法建議使用1～4年。

使用荷爾蒙療法常見的副作用有：噁心、嘔吐、體重改變、乳房脹痛、陰道出血等，療程開始的前3個月，約10%～30%的患者可能出現上述症狀，大多數人可逐漸適應，部分副作用的嚴重程度會隨著用藥時間拉長而減輕，且副作用一般在停藥後會消失，無須過度擔心。

更年期服用荷爾蒙需知

1.服用荷爾蒙胸部會稍微脹痛、變大，下腹部也會出現悶脹的感覺，陰道透明分泌物會增加，這些都是正常現象，因為經歷更年期的女性，多年來隨著荷爾蒙分泌逐漸減少，乳房逐漸萎縮，陰道壁也越來越乾涸，經過補充外源性荷爾蒙後，身體彷彿久旱逢甘霖，肌膚會變得較豐滿潤澤，所以產生膨脹感是正常的。

2.補充外源性荷爾蒙後因為肌膚會豐潤一點，整體體重增加2公斤以內是正常的，再多則可能是因為自身飲食過量，要控制飲食、適量運動，才能避免過度增重。

3.不明原因的陰道出血、乳癌或子宮內膜癌患者、肝炎或嚴重肝功能異常、肺栓塞、深部靜脈血栓病史，已知或懷疑為懷孕者，禁止使用荷爾蒙療法（MHT）。

4.長期使用荷爾蒙療法者須定期評估是否仍需用藥，若使用的好處大於壞處，再選擇繼續使用。

國際更年期醫學會建議，女性若無乳癌家族史等禁忌症，於早期停經時遵循醫師專業建議，適當使用荷爾蒙療法（MHT），可改善更年期症狀，以及預防心血管疾病，幫助安穩度過更年期。

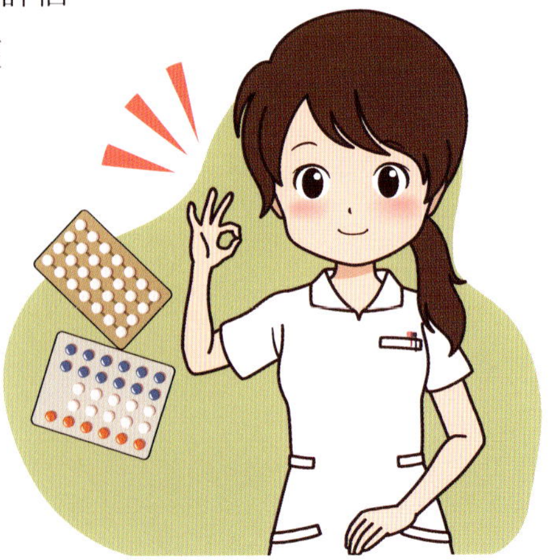

解開服用荷爾蒙會增加乳癌的迷思！

許多人可能由媒體或親朋好友等諸多管道得知：不要服用荷爾蒙，服用荷爾蒙會致癌！

這樣的說法其實是不正確的，事實是，只要在遵循醫生的指導下使用荷爾蒙療法，並不會增加罹患乳癌的機率。

研究證實，絕大多數的乳癌患者是因為本身即擁有乳癌基因（BRCA1或BRCA2），像是知名的好萊塢女星安潔莉娜裘莉，有這類基因的人容易引發癌症。

法國一家綜合性癌症研究中心的研究團隊，曾針對80377位停經且服用荷爾蒙的女性追蹤長達8年以上的時間，分析其服用不同的黃體素與乳癌發生的機率，結果發現，使用口服天然黃體素的女性罹患乳癌的機率並沒有增加。

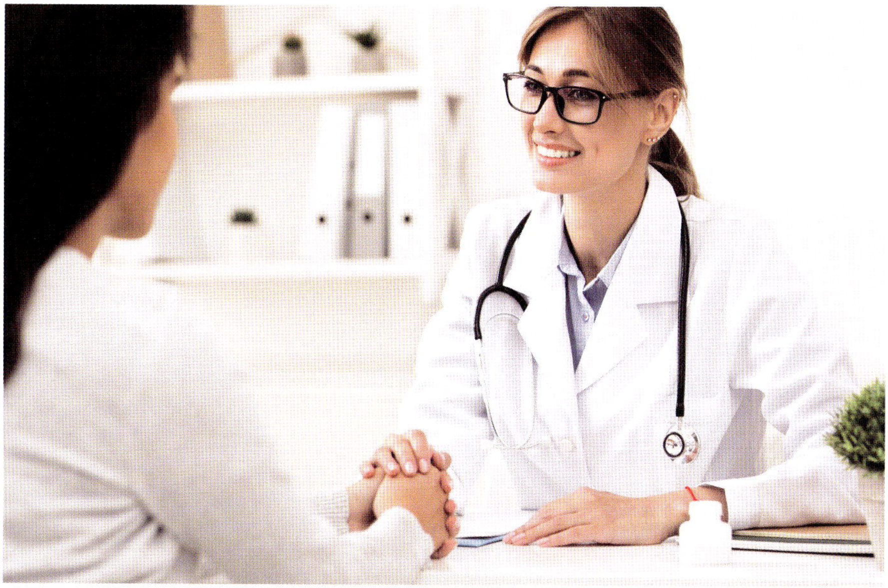

一般仍擁有子宮的女性，服用雌激素能有效緩解更年期的不適症狀，但是必須同時服用黃體激素來保護子宮內膜，此法稱為「混和型荷爾蒙療法」，使用這種療法並不會增加罹患乳癌的機率，患者可以安心使用。

至於已經切除子宮的女性，則不必給予黃體激素；而子宮已經切除，只用雌激素治療更年期綜合症的病人，也不會增加罹患乳癌的機率。

所以，不要再誤信服用荷爾蒙會致癌的錯誤觀念，正確的觀念是：

48歲好萊塢影后靠「睪固酮療法」重拾性愛情趣

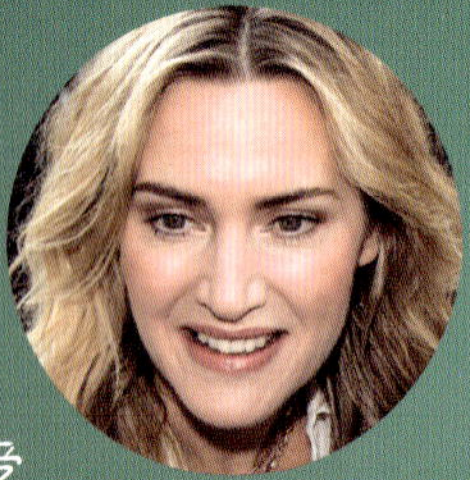

曾主演好萊塢經典電影《鐵達尼號》的英國影后凱特溫絲蕾日前在一檔Podcast節目中，罕見分享關於自身健康的議題。這位48歲的影后透露，她近期接受睪固酮替代療法（Testosterone Replacement Therapy，簡稱TRT），藉此提升性生活品質。

據英國《每日郵報》報導，凱特溫絲蕾與企業家文夫史密斯（Edward Abel Smith）結婚12年，兩人育有3名子女。溫絲蕾坦言，在接受TRT治療後她再度感受到性慾，她鼓勵其他同樣面臨性慾低潮的女性，可以檢查自身的睪固酮指數，以找出有嚴重的更年期不適症狀，採用荷爾蒙療法是目前最有效的治療方式，單純服用雌激素並不會增加罹患乳癌的風險，且使用天然的黃體素也不會有增加罹患乳癌的疑慮。

台灣目前有兩種口服的天然黃體素，分別是：Utrogestan（優潔通）和Duphaston（得胎隆），經實驗證實，都沒有會增加乳癌風險的證據，若有需要接受荷爾蒙療法（MHT）治療更年期症狀的女性，可以不需過於擔心。

問題的癥結。

溫絲蕾說：「女性的性慾有時的確會大幅降低，這可能和甲狀腺功能有關，也可能和體內睪固酮含量有關。許多人不知道，其實女性體內也有睪固酮，一旦耗盡，就像卵子用完一樣，必須補充，這在醫學上是可以做到的，它會讓妳再度感受到性慾，這一點，我是知道的。」

《每日郵報》指出，睪固酮替代療法是一種處方治療，有助於恢復體內睪固酮含量。研究發現，女性睪固酮含量高於正常生理值時可以提高性慾，但維持在正常生理值則不會。

根據英國國民保健署（NHS）的數據，2022年接受TRT治療的50歲以上英國女性將近5000人，此數據相較2015年時僅有400多人，呈現大幅成長。

恢復「端粒」活性，逆轉「生命時鐘」

「端粒」（Telomere）是染色體末端的DNA重複序列，具有保護染色體的功能，堪稱細胞內的「生物時鐘」。作為老化過程中的關鍵指標，「端粒」的長度與老化程度有著密切相關。

由於人類年齡不斷延長，延緩衰老無疑成為近代生物醫學科學致力攻克的難關。端粒的發現，讓伊莉莎白・布雷克本（Elizabeth H. Blackburn）、卡蘿・葛萊德（Carol W. Greider）、傑克・休斯塔克（Jack W. Szostak）等三位科學家共同獲得了2009年的諾貝爾生醫獎。此後，鼓勵更多的科研人員相繼投入這個領域的研究。

近年，美國哈佛大學的研究團隊在動物實驗中發現一組能恢復老鼠

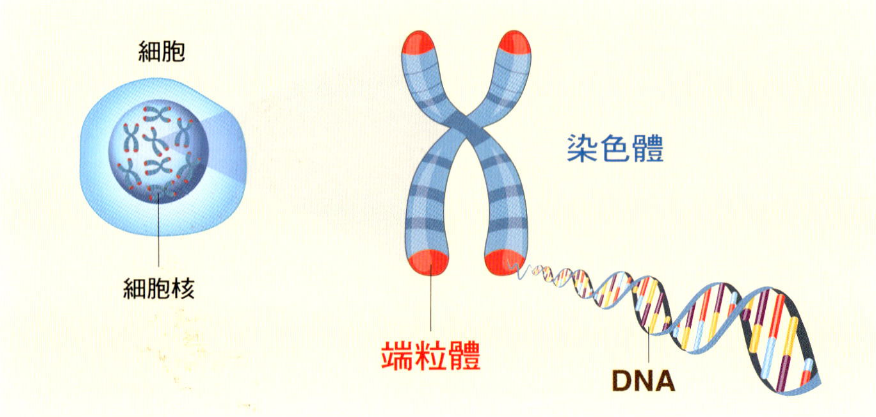

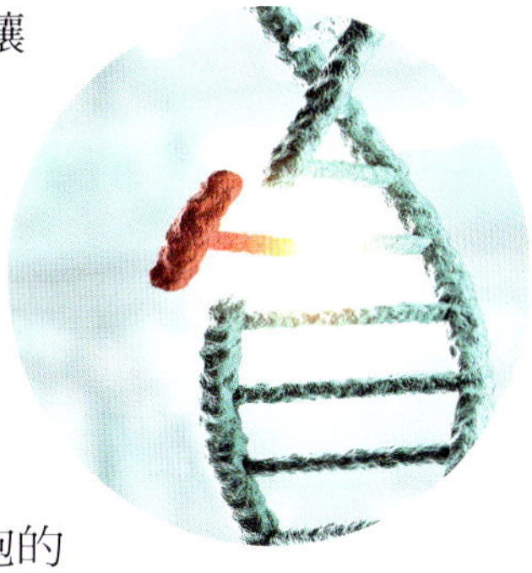

「端粒」長度的小分子，這個科研成果終於讓人類想要「不老」的希望露出了曙光，團隊人員期許未來能調節端粒的長度，藉此逆轉「生命時鐘」。

當端粒與端粒結合蛋白一起，可以穩定染色體結構，保持染色體的完整性和控制細胞分裂週期，也就是說，端粒的長度反應了細胞的複製能力。細胞每分裂一次，端粒就會縮短一點，一旦端粒消耗殆盡，細胞就會進入衰老狀態，而端粒的尾端有一種被稱為「端粒酶」的物質，能使端粒變短的速度減緩。

在2015年，科學家發現了一種名為PARN的基因，它在端粒酶的作用中起著重要作用。在新的研究中，哈佛大學的研究人員篩選了超過10萬種已知的化學物質，尋找能夠保護PARN健康功能的化合物。研究人員發現，透過抑制一種叫做PAPD5的酶就可以達到這項目的，這種酶的作用是解開PARN並破壞端粒酶核糖核酸（RNA）的穩定。因此，只要針對PAPD5進行抑制，就可以保護端粒酶的RNA，恢復端粒酶的正常平衡。

端粒的縮短與許多老化相關疾病有關

人類從出生開始，每過一年，端粒就會縮短20～40鹼基長度。新生兒出生時端粒平均約10000bp，每年以30～35bp的速度縮短，超過60歲的人，端粒長度平均縮短至5000～6000bp。這種端粒縮短的現象即是細胞老化的重要標誌，當端粒變得過短，細胞將失去分裂的能力，進入衰老狀態，甚至引起細胞凋亡。

人體的部分細胞，例如精原細胞、癌症細胞等含有端粒酶，能在DNA末端接上新的端粒片段，其端粒不會隨著分裂次數增加而縮短，因此能無限複製。

隨著端粒縮短，保護染色體的能力也會逐漸減少，使得罹患心血管疾病、糖尿病和神經退化性疾病等多種疾病的風險增加。端粒的檢測可以有意識地提高我們對疾病風險和進展的理解，並作為在制訂治療決策時的參考。

由於每個人天生的端粒長度與縮短的速度不盡相同，因此造成每個人的老化速度不同。這些先天的因素或許不容易改變，但目前已有許多研究指出，後天的生活方式，包括：飲食、睡眠、運動、壓力管理等，對端粒的縮短速度有至關重要的影響。研究指出，有良好生活習慣的族群，相較於一般人，端粒縮短的速度不只較緩慢，甚至能延長，也就是這些人的細胞會相較同年齡的人更年輕有活力！

「端粒」怎麼檢測？

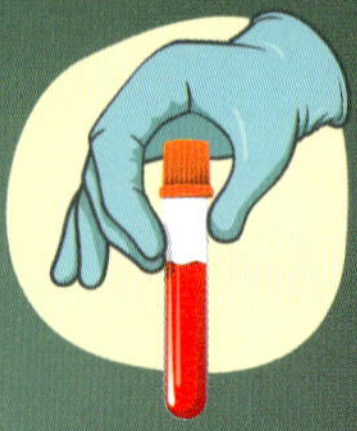

只需要抽3ml的血液，再從細胞中提取DNA，分析受測者的平均端粒長度，並將受測者的端粒指數與其他年齡且性別相符者進行比較，即可顯示受測者當下的「細胞年齡」。

需要注意的是，壓力、睡眠等因素會在短時間內改變端粒長度，如果受測者檢測期的身心狀況不佳，可能因此讓端粒變短，因此，檢測結果建議以參考為主。

做對運動才能有效減齡

過了30歲，肌肉會以每年0.5%～1%的速度減少，根據美國國家癌症研究中心研究發現，從40～60歲間才開始運動的人，即使先前沒有任何運動習慣，但只要開始運動後，心血管疾病及死亡率仍能下降30%～40%！所以，儘管錯過了30歲就開始規律運動的黃金時段，中年的你，只要從此刻開始養成規律運動的習慣，對往後的身心健康還是很有好處的。

規律運動能幫助維持身體的肌肉，肌力一旦流失，將無法支撐身體重量，進而會走路不穩，容易跌倒；透過重訓刺激肌肉，可增加肌肉量、增強肌力。更年期過後，想調整身體狀況，規律運動絕對是不可或缺的，訓練肌肉除了有益身體健康，對心理和大腦也都會產生正面影響。

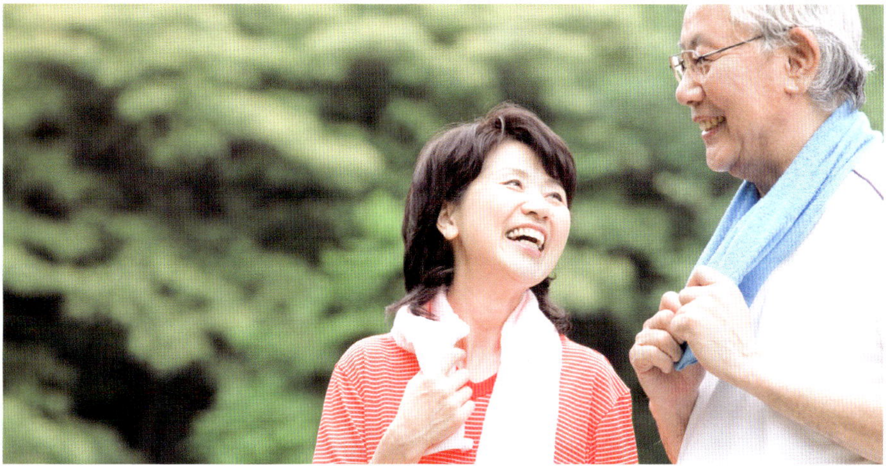

有氧運動vs無氧運動

兩者差別主要在身體利用能量的方式、運動強度，和能維持運動的時間長度。

有氧運動

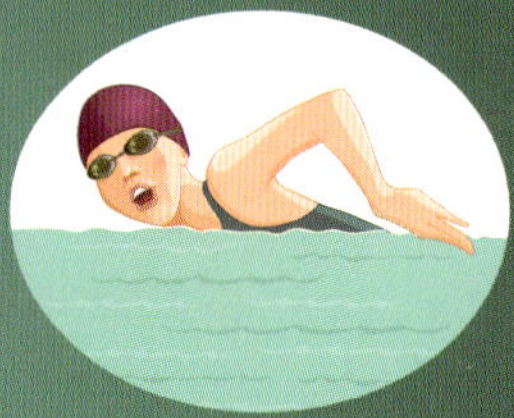

指運動時藉由消耗氧氣、透過耗氧代謝來提供能量，以提高心肺耐力的一種運動，從加快的心跳呼吸帶來氧氣，穩定規律地維持肌肉作用，一般持續時間較長，如游泳、騎腳踏車、慢跑、韻律操、登山等都算。從事有氧運動時由於呼吸較深、呼吸速度快，心跳加速、血液快速流動，可以盡量讓血液中的供氧充足，以提供肌肉氧氣，讓肌肉能維持反覆及持續的穩定運動。

無氧運動

指運動者於短時間內從事高強度的運動，由於過程中心血管系統來不及運送肌肉所需要的氧氣，身體需要直接利用已經貯存在肌肉的能量來源，也就是分解肌肉內原有的葡萄糖來應付高強度的動作，易導致肌肉內有乳酸堆積，跳躍、衝刺跑、重訓、高強度間歇運動可做為代表。

想要開始運動，建議循序漸進地從事有氧和無氧運動，且不同年齡層的人要根據自身狀況，選擇適合自己的運動，才能達到有效的健身目的。

運動是對抗肌少症最有效的方法之一

肌肉大致可分為紅肌（I型肌肉，慢縮肌）以及白肌（II型肌肉，快縮肌），紅肌看起來顏色較紅，白肌的顏色則是較白，原因是紅肌含有比較多的肌紅蛋白，肌紅蛋白是肌肉裡的一種蛋白質，功能和血液中的血紅蛋白類似，可以輸送氧氣，而血紅蛋白也是使血液看起來紅色的原因。血液裡的血紅蛋白將氧氣輸送到肌肉組織後，便交棒給肌紅蛋白繼續帶給肌肉氧氣，以進行有氧呼吸，並釋放能量供身體活動使用。

從事肌力訓練，白肌以重量訓練為主，紅肌則可透過跑步等有氧運動。隨著年齡增長，白肌的退化速度會比紅肌快很多，但不代表紅肌的訓練不重要，想要預防肌少症，有氧運動、重訓兩者都不能偏廢。

運動是對抗肌少症最有效的方法之一。一般，訓練的內容包括：肌力訓練、心肺功能訓練、平衡訓練與步行訓練等，研究指出，針對身體的大肌群施以低至中等強度的漸進式阻力訓練，就足夠誘發肌力的進步，若對肌少症的老年人施以高強度的阻力訓練，將可獲得最大程度的肌力進步及肌肉質量提升。

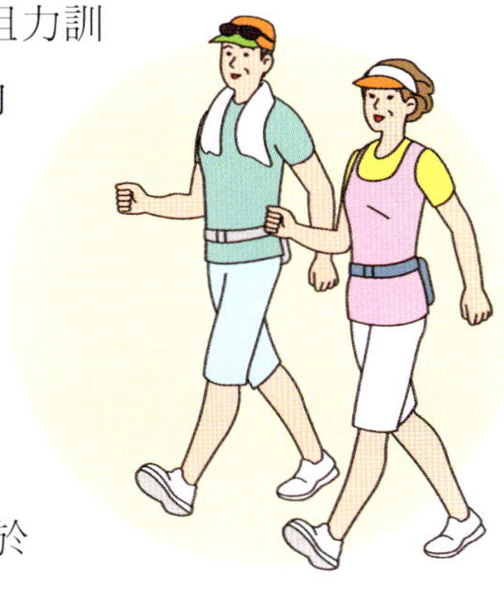

至於訓練的內容，一般成年人每週至少應有150分鐘（2.5小時）的中等強度運動，以及2天的重訓，上半身、軀幹核心及下肢三大肌群都要訓練到。日常能做的有氧運動包括爬樓梯、快走，至於

無氧運動，建議可嘗試深蹲，此式可以訓練大腿肌肉和臀部，若短時間內無法做到標準動作，建議可以在每次坐椅子之前，讓屁股懸空撐住幾秒，也能有不錯的運動效果。

不愛運動的人可以先從調整姿勢做起

由於年齡增長，血管容易老化失去彈性，使得末梢血液循環不良，出現手腳冰冷的情形。要將集中於身體中心的血液送到全身，尤其是手腳等肢體末端，改善手腳冰冷，必須多活動肌肉，且不只白天時要多用肌肉，睡覺前也可以做做伸展操，或是用熱水泡泡手和腳，都可以幫助肢體末端變溫暖。

肌肉是人體唯一會發熱的組織，為打造容易產熱的體質，首先要想辦法增加肌肉量，可以從有大肌肉的臀部和大腿訓練起，更能有效增肌。對於不愛運動或無法立即開始運動訓練的人，可以先從調整姿勢做起，讓腰部和背部不要堆積過多脂肪。一個簡單的方法是「用力縮

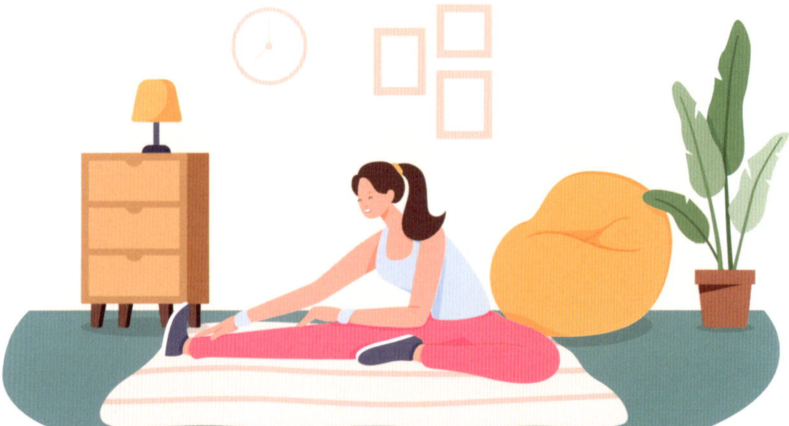

腹」，任何時間、地點，只要將肚臍往脊椎的方向縮，就能產生很好的肌力訓練效果。

阻抗性運動也稱為重訓，可訓練肌肉與增強肌力，有助預防肌少症與衰弱症。做重訓時必須重視全身協調，兼顧上半身和下半身，若只重視上半身而下半身虛弱，下肢將無法支撐身體重量；若只重視下半身而上半身虛弱，恐影響肺活量。必須上下半身肌力平衡，才有助身體健康。

訓練核心肌群預防下背痛

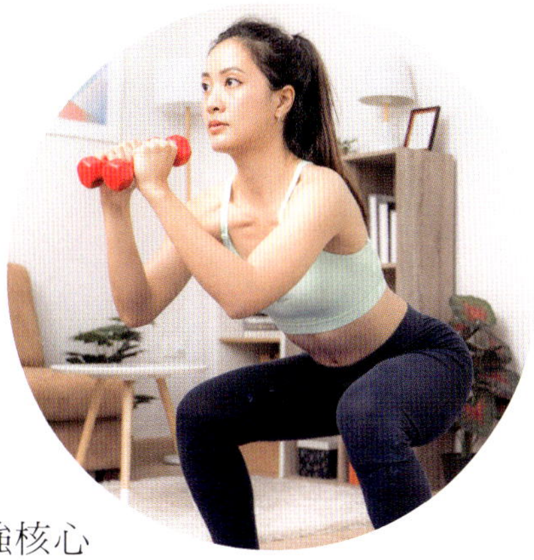

所謂「核心肌群」，不是單純指肚子區間的肌肉，較為正確的定義是，凡能穩定軀幹、負責保護脊椎、提供脊椎足夠支撐力的肌群，都稱之為核心肌群，甚至大腿中段以上都可以稱為核心。

核心肌群有保護脊椎的功能，加強核心肌群的力量，可緩衝對人體的傷害，它主要指環繞在我們腹腔的深層肌，分別是：

1.腹橫肌：像護腰一樣環繞在我們的腰部，收縮時就像腰帶束緊一樣，把肚子及腰往中間縮，主要功能是穩定腹內壓及穩定腰椎和骨盆。

2.骨盆底肌：主要功能是支撐腹腔與骨盆腔中的內臟，及主導排泄功能，對女性來說，骨盆底肌另一個重要功能是幫助生產更順利。

3.橫膈膜：是負責呼吸最主要的肌肉，收縮時整個橫隔膜下降，增加胸腔的空間，以利把空氣吸進來，它同時擁有呼吸及核心穩定這兩個重要的生理機能。

4.多裂肌：從外觀看是一條很長的大肌肉，仔細分析是由好幾條小

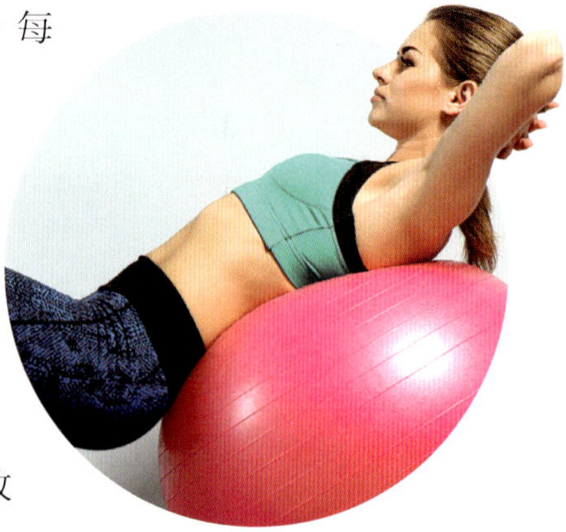

肌肉組成，從頸椎一直往下連到薦椎，每條小肌肉的長度都不長，大多橫跨2～3節脊椎。多裂肌收縮時雖然可以做脊椎往後伸直、側彎及旋轉的動作，但它最主要的工作還是在穩定我們的脊椎。臨床上，經常發現一些慢性下背痛的人，他們的多裂肌多已被脂肪組織所取代，或是沒辦法控制這條肌肉收縮，這時腰椎就沒辦法在動作過程中維持穩定，容易造成無法控制的位移，最終對人體造成傷害。

核心肌群是幫忙穩定好姿勢的前提要件，我們身體在活動時，肌肉收縮的順序是從核心到四肢，核心會在做任何動作前先收縮，把中軸穩定，避免動作過程中腰椎出現無法控制的位移，以減少對腰椎的危害。

若沒有足夠穩定的核心，無法收緊小腹與臀部、抬頭挺胸，就可能導致身體重量不得不由大腿肌群來幫忙支撐，現代人常見「骨盆前傾」的異常體態就是這樣造成的。無力的核心更會強迫下背來幫忙支撐身體的重量，造成現在許多人都有的下背痛問題，經常也是這個原因。

慢性下背痛的根本問題，在於深層核心的控制能力不足，因此病人就算去按摩、做伸展下背等舒緩動作，但根本的控制能力問題沒有解決，依然是治標不治本，不適症狀仍可能重複發作，甚至出現更嚴重的惡性循環，所以要徹底解決這些問題，適時地補強臀大肌與深層核心以穩定脊椎，是預防下背痛復發最有效的方法。

下背痛的問題如果很嚴重，可透過物理療法中的徒手治療，以專業手法導正脊椎、骨盆的排列，進而減少腰椎、骨盆的壓力，也可使用再生注射或高濃度血小板血漿PRP注射，可強化體內退化的軟組織。

每週最少去健身房兩次，且最好聘請健身教練

訓練核心肌群是防止肌少症最直接且有效的方法，我建議女性每週至少去健身房兩次，且最好要聘請健身教練，在專業健身教練的指導下，才能有計畫地訓練增強身體各部分的橫紋肌群，還能避免遭受運動傷害，免得訓練不成反傷身。此外，訓練核心肌群時還要注意以下幾個要點：

1.完整熱身：例如原地踏步幾分鐘，手臂也可以同時做一些大幅度的擺動，像是肩膀轉圈、雙手畫大圓之類，總之就是要讓身體熱起來；還要做一些類似舞蹈的拉伸動作，讓身體的每個關節都盡量活動起來。

2.不要過度強調核心肌力：練核心除了訓練核心肌力外，同時也要做足夠的伸展，以保持肌肉的靈活度，否則，若只空有肌力但沒有靈活度，反而會讓核心不穩定，使得在做各種伸展時無法做出流暢的動作，也無法讓核心肌力適當發揮。還有，核心肌力不需要天天練，很多複合性動作的訓練過程中就會需要核心的啟動，過度訓練核心反而會帶來下背痛，通常每週練習2～3次即可。

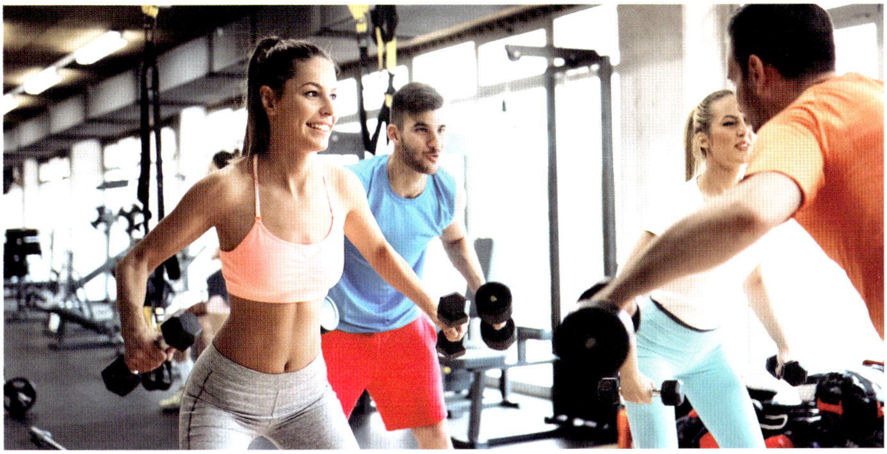

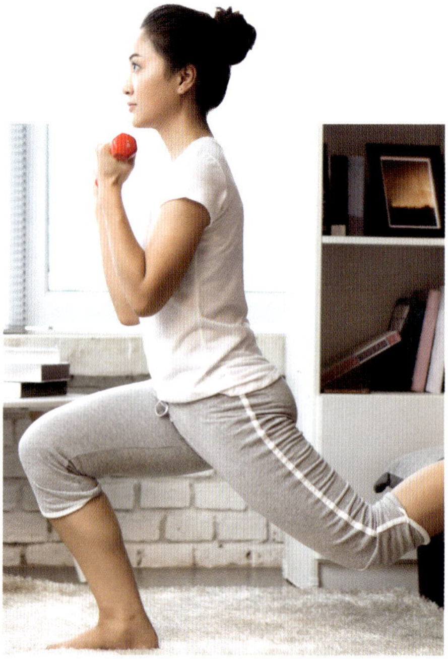

3.逐步提高運動強度：想要提高核心運動的強度，可以靠加強練習的組數或反覆練習來完成；另外，改變穩定度也是很好的方式，像是原本在平坦的地墊上練習，熟練後可以接著挑戰「不穩定性」，或是原本雙腳支撐的臀橋練習改成單腳支撐，原本雙手雙腳著地的棒式，交替地放開一隻手及一隻腳。

「不穩定性」對核心的刺激是非常有幫助的，但所有的運動練習都應該以安全為前提，最好是在穩定平面的練習中可以做得很好，之後再來挑戰不穩定的練習。

4.維持好姿勢：訓練核心時想要做到「收好核心」，關鍵在於臀部不能過度抬高，也就是不要使骨盆前傾，因為下背部到臀部的曲度如果太大，會使下背部容易受到傷害。

5.有痛感時要及時調整姿勢：核心練習的過程中會感到腹部核心的肌肉出現緊縮感，如果出現痛感，就有可能是姿勢錯誤。躺著練習核心時，下背部要平貼在地墊上，過程中若出現下背痛，可能是姿勢不正確所引起，這時不要勉強繼續練習，而是要檢查動作並做調整，確認下背部為正確地平貼在地面上才能繼續訓練。

6.注意環境安全：訓練核心時需要有一處能放下地墊或瑜珈墊，且周邊有足夠伸展四肢及轉身的空間，還要確認肢體伸展時不會碰觸到周邊的物品，才能避免意外傷害。

運動的「質」比「量」重要

當運動強度超過身體負荷時，可能會消耗體內調節壓力與情緒所需用到的荷爾蒙原料，也就是蛋白質，這會讓受損的身體組織無法及時得到修復，所以運動時應把握以下兩個原則：

1.伸展、紓壓的運動優先：平衡身體修復系統的運動有助於抵抗各式壓力對於身體的傷害，所以運動前後都要做，目的是放鬆肌群。

2.重訓、肌肉訓練完要補充蛋白質：運動後半小時內建議補充1～2份的豆魚蛋肉類，有助於肌肉的修復及生長，也可減輕運動給身體帶來的壓力。

對於運動的訓練成果千萬不要貪快，需根據個人的身體健康狀況與可運用時間，分階段循序漸進，要知道，運動的「質」比「量」重要。想要提升運動訓練進展速度，可先從低強度運動開始來建立規律運動的習慣，越來越適應運動生活後，再慢慢增加運動的強度與時間，才能更好的提高體能狀態。

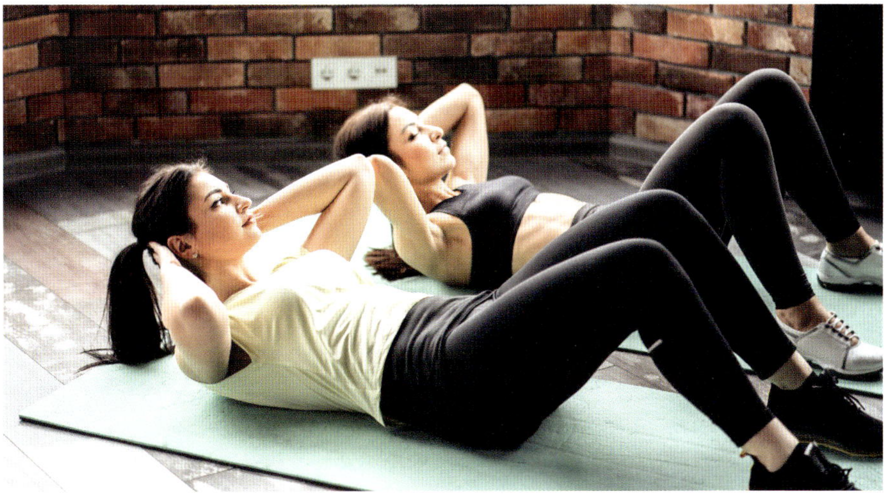

正確補充蛋白質，有效提高行動力

想要維持一定的肌肉量，「吃」和「動」是兩個不能偏廢的重點，因為只有在營養攝取均衡的情況下才能增加肌肉，有了肌肉，需要再配合肌力訓練，才能達到使肌肉強壯的目的。上一個章節，對於肌力訓練已做了詳細的說明，至於在「吃」的部分，除了油脂要適當攝取，也要多吃蛋白質，尤其是魚肉、雞肉等白肉，紅肉的攝取則適量即可。

關於蛋白質的補充也不是有吃就好，還要注意補充的時間也很重要。通常，運動後60分鐘內立即補充適量蛋白質，可增加胺基酸的吸收，透過攝入足量的優質蛋白質，並結合運動訓練來優化肌肉蛋白質合成代謝的潛力，是預防或延緩肌少症發生的有效策略。

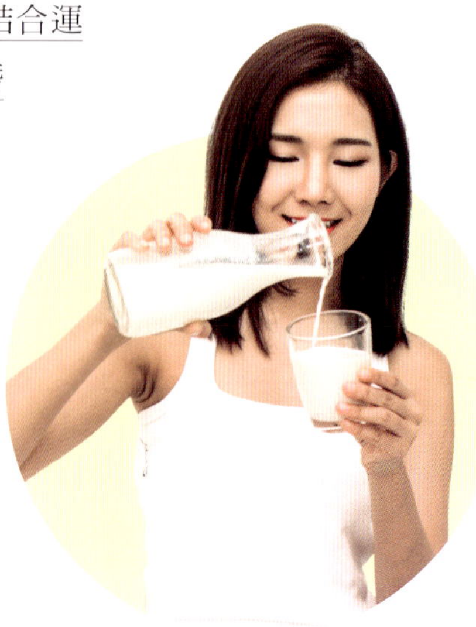

蛋白質、鈣質及維生素D是預防肌少症不可或缺的三大營養素。每日蛋白質需求量大致為體重乘以1～1.2公克，多吃可能會對腎臟造成負擔；鈣質方面，建議「早晚一杯奶」外，另可在飲食中加入豆腐、豆乾等豆製品，及高鈣蔬菜如芥藍、莧菜，或堅

果類的黑芝麻等，都有不錯的補鈣效果；蛋黃、小魚乾等食物富含維生素D，可適量攝取，每日在非烈日的陽光下適時曬10～15分鐘，也有助人體合成維生素D。

要讓飲食中的蛋白質攝取發揮綜效，有幾個飲食要點要注意：

1.飲食順序：蛋白質最先吃；再吃蔬菜，補充幫助肌肉生長相關的維生素與礦物質；最後吃澱粉，可穩定血糖，不易出現飢餓感，不會因飢餓而額外攝取熱量。

2.要攝取足量的蛋白質：建議每日攝取量為1～1.2公克/每公斤體重，例如體重50公斤的人，每天約需攝取50～60克蛋白質，換算成肉魚豆蛋類約7～8份（雞蛋1顆約有7公克蛋白質=1份肉魚豆蛋類）。

3.攝取多種營養素：各類營養素需同時補充，對促進肌肉合成的效果會更好。

身體如果缺乏蛋白質，可能出現未老先衰

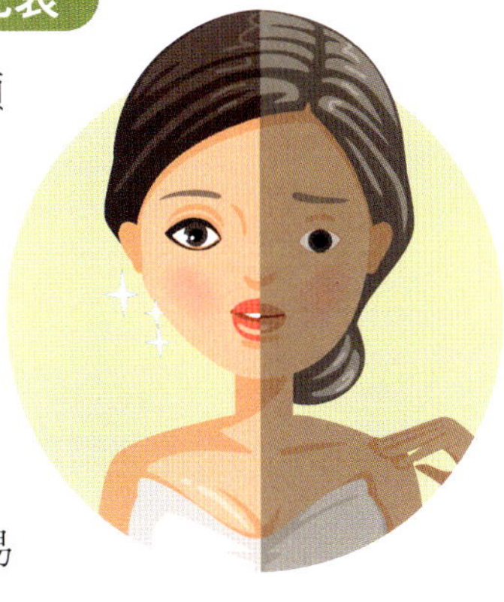

蛋白質是構成人體組織的重要成份，頭髮、皮膚、器官、骨骼、肌肉、神經等，都是由蛋白質組成。蛋白質約佔人體的20%，僅次於水分，比脂肪的比例還高，是體內含量最多的有機物質。

蛋白質攝取不足會造成掉髮、肥胖、自體免疫功能降低等情形，造成傷口不容易復原、感冒不容易恢復等現象。正常的情況，30歲以上女性理想的體脂率為20%～27%，超過30%就屬肥胖。而現代人普遍體脂肪偏高，如果又有前述蛋白質攝取量不當，或運動量不足的情形，就會逐漸出現肌肉量減少的問題。

沒有攝取充足的蛋白質，我們的身體、皮膚、頭髮、生理機能，就無法維持在最佳狀態。身體如果缺乏蛋白質，將會面臨衰老、新陳代謝速率降低、形成易胖體質、容易水腫、落髮、容易手腳冰冷、失眠、免疫力不好易感冒，也容易出現呼吸道感染和泌尿道感染，形成未老先衰的體質狀況。

想要逆齡不老，秘訣就在於「補充足夠的蛋白質」，因為蛋白質不僅可減少肌肉流失、增加骨骼密度與強度、維持女性荷爾蒙穩定、促進新陳代謝，還能強化皮膚彈性與光澤、養出豐盈頭髮與不易胖體質，更能有效對抗老化衰退！

優質蛋白質對年長者健康至關重要

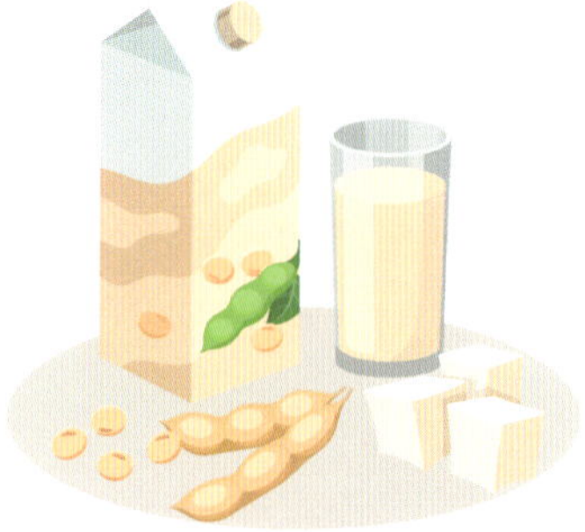

攝取充足的蛋白質能有助身體功能的維持，對健康來說也是至關重要。人體肌肉的主要成分為蛋白質，因此建議年長者每日要補充足夠的蛋白質，才能有效預防肌肉流失對生活造成的不便。

每日蛋白質的建議攝取量為：男性70公克，女性60公克，但根據調查，有10%～30%的年長者為攝取不足。補充蛋白質可以從飲食中取得，建議以植物性蛋白為優先，例如豆類、豆製品，其次為魚類與海鮮、蛋類、雞肉，及牛肉、豬肉等，均可作為選擇。需要注意的是，飲食中若完全以植物性食物為蛋白質來源，建議需搭配穀類及無調味堅果攝取，才能滿足營養需求。

此外，攝取足量蛋白質固然重要，但要謹記應盡量選擇脂肪含量較低的食物，避免油炸及過度加工的食品，才能沒有負擔地補充人體每日所需的蛋白質。

更年期女性的蛋白質飲食這樣吃！

女性在45～55歲之間可能面臨更年期症候群症狀，如熱潮紅、情緒波動等，營養和飲食調整可以幫助減緩這些症狀，要點如下：

1.補充植物雌激素：有助緩解更年期症狀，含有異黃酮類的食物，如豆類和紅花苜蓿，是主要的植物雌激素來源，黃豆及其製品，如豆腐、豆干、豆漿等，也是很好的植物雌激素來源。

2.優先選擇低、中脂蛋白質來源：更年期女性由於代謝率降低，容易出現營養過量和脂肪堆積的情形，所以多選擇低、中脂的蛋白質來源，如瘦肉、魚肉、雞胸肉和乳製品等，可避免攝取過多高脂肪食物。

3.鈣質補充：骨質疏鬆是更年期女性常見的問題，飲食中多選擇豆腐、豆干、奶類和小魚乾等，這些食物中的鈣質不僅能補充蛋白質，還能幫助維持骨骼健康。

4.均衡分配：從30歲開始，女性應注意每日蛋白質的均衡攝取，建議每天三餐要均勻攝取蛋白質，才能避免造成身體負擔及幫助延緩身體機能退化。

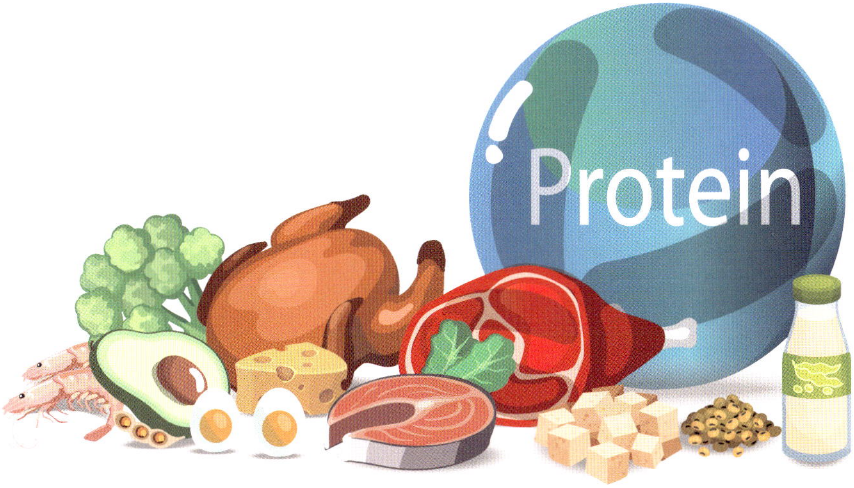

動物性蛋白vs植物性蛋白

蛋白質的來源主要分為「動物性蛋白」和「植物性蛋白」，兩者的組成並不相同，各有其優缺點。

植物性蛋白來源包含毛豆、黑豆、豆腐、豆漿等，這些食物通常含有低飽和脂肪和膽固醇，並且富含膳食纖維，有助於消化並增加飽足感；動物性蛋白來源如乳製品、魚類、海鮮類、雞肉及豬/牛瘦肉等，這些食物含有人體所需的各類必需胺基酸，是完整的蛋白質來源。

動物性蛋白質與植物性蛋白質各有優點，最好的方法是每天都多元攝取各種蛋白質，且相互搭配，才能保證全面的營養，避免因偏好攝取某類蛋白質而導致營養不均衡。

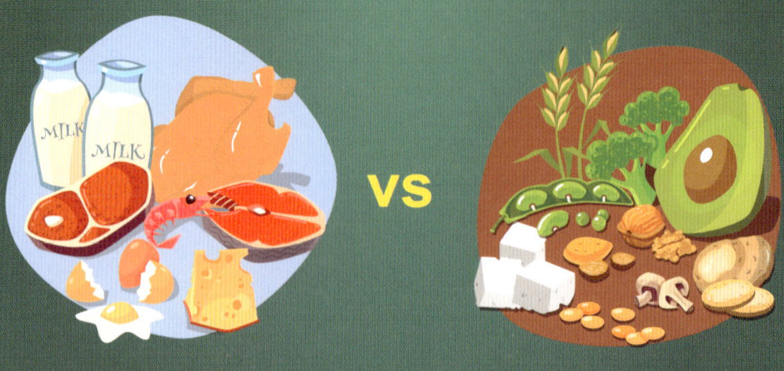

讓肌膚保持年輕的關鍵策略

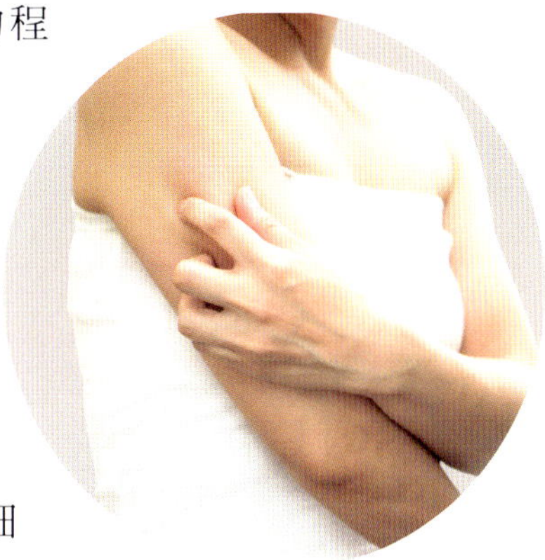

一般常用年齡來判定肌膚老化的程度，但肌膚老化也受到個人生活作息、環境、飲食與體質等條件所影響。如果妳發現臉上出現以下這些狀況，表示肌膚已經開始老化：

階段一：肌膚乾燥、暗沉、粗糙、敏感、膚色不均。

階段二：毛孔粗大、眼周出現細紋、缺乏彈性、做表情時產生動態皺紋。

階段三：膚色蠟黃、肌膚鬆弛、臉部線條下垂，及出現靜態皺紋，如法令紋、魚尾紋。

造成臉部肌膚老化的原因主要有以下幾項：

1.自然因素

隨著年齡增加，皮膚細胞的生長速度減緩，加上膠原蛋白和彈性蛋白含量下降、流失，肌膚會變得鬆弛沒有彈性，且乾燥薄弱，因此容易產生紋路；此外，先天遺傳也可能是皮膚過早老化的原因。

2.環境因素

長期日曬：陽光中的紫外線會破壞皮膚中的膠原蛋白和彈性蛋白，經常暴露在紫外線照射的環境，易使肌膚出現色斑和過早老化。

空氣污染：菸害、霧霾、PM2.5會產生自由基，破壞肌膚天然保護屏障，加速膠原蛋白的斷裂、發炎及缺水現象，引起皮膚老化。

3C用品的藍光：3C產品的藍光為高能可見光線，長時間接觸會影響皮膚細胞的新陳代謝、膠原蛋白合成，甚至會誘發色素沉澱、鬆弛暗沈等老化現象。

3.生活方式

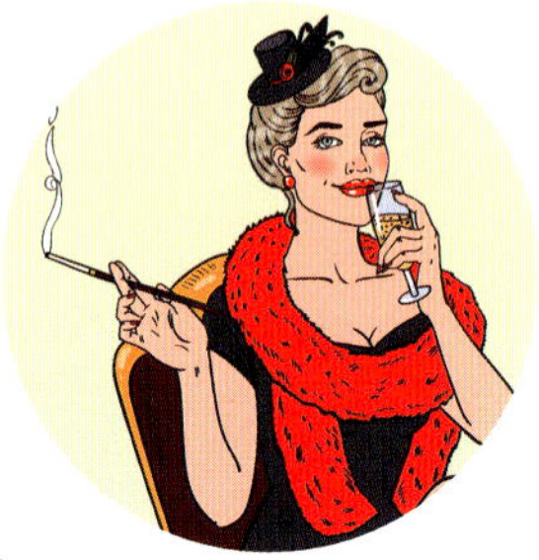

抽菸：香菸內的化學物質會破壞皮膚的膠原蛋白，導致皮膚鬆弛、長皺紋。

喝酒：過量飲酒會導致脫水，使得皮膚容易乾燥、暗沉，產生細紋與皺紋。

不良的飲食習慣：缺乏蛋白質與缺乏營養素，尤其是維生素C和維生素E，會影響皮膚的健康和外觀。

壓力和睡眠不足：長期承受壓力與睡眠不足，會影響肌膚自我修復與再生能力，導致細紋與皺紋增加。

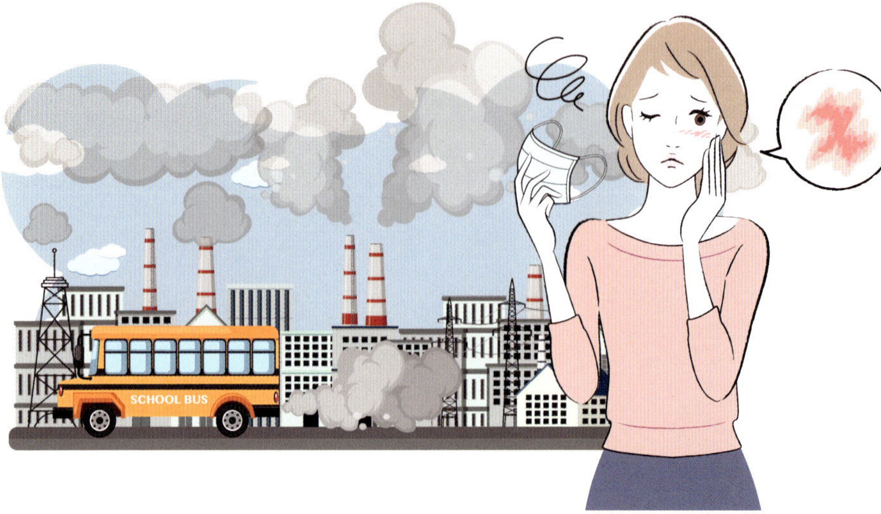

缺乏運動：運動可促進血液循環，幫助增加皮膚中的氧氣和營養素供應，促進新陳代謝，缺乏運動會減弱皮膚血管的擴張能力，減少皮膚的水分含量，進而容易引發皮膚乾燥等問題。

臉部肌膚老化會出現哪些問題？

肌膚老化初期可能容易因為缺水而顯得乾燥、暗沉、粗糙，並且出現小細紋，老化現象在這時還只是停留在肌膚的「表皮層」，許多人以為不嚴重、不明顯而加以忽略，其實這些都是肌膚老化的初始徵兆；老化現象若進一步到了肌膚的「真皮層」，這時，膠原蛋白、彈性蛋白會開始流失，使得肌膚組織無法得到有效的支撐，接著臉上就會出現法令紋、魚尾紋等更深的靜態紋路。

都說「女人是水做的」，確實如此。肌膚如果長時間處在保濕不足的狀態，可能會向老化加速邁進，而臉部肌膚老化通常會出現以下這些問題：

1.變薄：老化過程中，膠原蛋白與彈性纖維產生變性，結締組織流失，使肌膚變薄。老年人的皮膚容易擦破皮，通常就是因為這個原因。

2.鬆弛：皮膚變薄，加上重力的影響，臉部皮膚就會呈現鬆弛的現象。

3.粗糙：表皮的角質層因為角化異常，導致皮膚變粗糙。

4.乾燥：年輕時腺體分泌旺盛，但隨著年齡增長，皮脂腺和汗腺分泌不足，無法形成正常的皮脂膜，皮膚就會顯得乾燥。

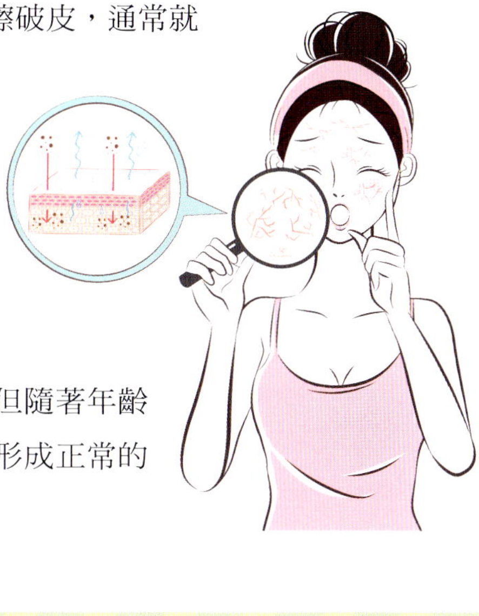

5.黑斑：正常的情況下，黑色素小體會均勻分布，但如果色素調節異常，就會出現局部的黑色素增加，產生黑斑或曬斑。

6.白斑：黑色素細胞如果退化，會在它負責的區域產生一點一點的白斑，屬於老化的自然現象。

7.老人斑：表皮細胞不正常角化，會產生脂漏性角化症，即俗稱的「老人斑」。

8.老年性紫斑：老年人血管及周遭膠原蛋白、彈性蛋白都會減少，使微血管變得脆、硬，輕輕碰一下很容易就出現一大片瘀血，形成「老年性紫斑」，且年齡越大越容易出現這種現象。

哪些不良習慣會讓肌膚加速老化？

許多不良的生活習慣、飲食習慣，都可能是讓皮膚加速老化的無形殺手。

1.糖分攝取過多：含糖的碳酸飲料或含糖飲品喝多了會造成肥胖或快速老化，因為糖分會破壞肌膚裡的膠原蛋白，導致皮膚失去彈性、色素沉澱增加，多攝取新鮮的蔬菜、水果，可預防肌膚過早老化。

2.長期睡眠不足：睡眠期間是皮膚修復的重要時刻，研究發現，長期睡眠不足的人皮膚的屏障功能會下降，內在老化跡象會增強。所以，常聽人說每天至少需要睡7～9小時的「美容覺」，是很有道理的。

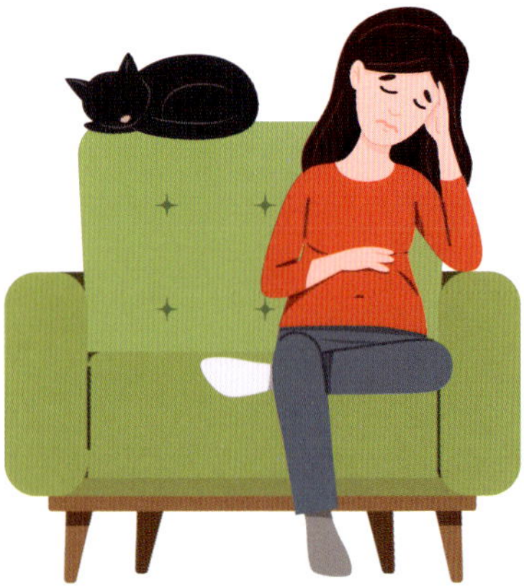

3.未確實防曬：紫外線對肌膚的傷害很大，不但會讓身體產生自由基，也會讓膠原蛋白及彈性纖維分

解，讓皮膚容易長皺紋、缺乏彈性，此即稱為「光老化」。所以，要預防紫外線對肌膚的傷害，外出時除了要認真防曬，也要盡量避免在上午10時到下午3時這段紫外線大爆發時間在陽光下曝曬超過20分鐘。

只要有心抗老永遠不嫌晚

老化不可避免，但年齡其實不是肌膚抗老保養的關鍵密碼，主要還是要評估自身的肌膚狀態，尤其如果是乾性膚質的人，應該更早開始進行抗老保養，因為乾燥往往是老化的開端。

30歲過後，在照鏡子時如果妳仔細觀察，就會發現皮膚彈性開始疲乏、輪廓不再緊緻，毛孔也會逐漸變得粗大，這些跡象都是因為皮膚缺乏膠原蛋白和彈性蛋白所引起的。儘管如此，只要有心抗老永遠不嫌晚，即便是45歲、55歲以上的熟齡肌膚，只要用對產品及方法，讓肌膚得到應有的照顧及保護，不管幾歲，都能讓妳的臉部肌膚回復到更加理想的狀態。

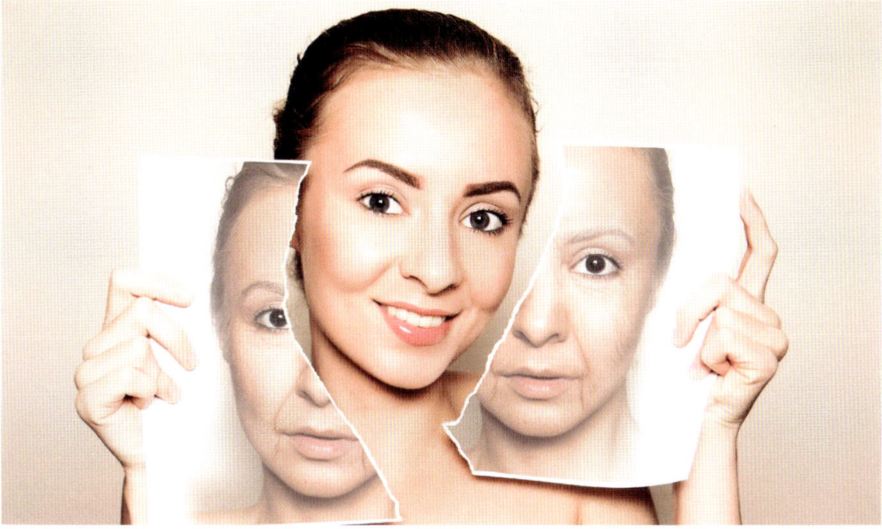

CH4

臉部微整，讓年齡永遠是秘密

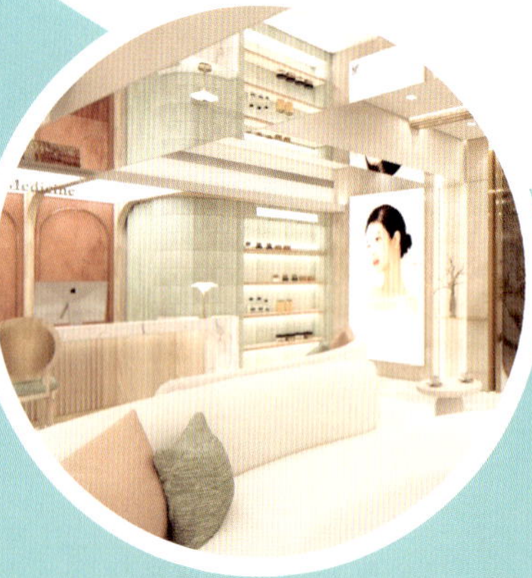

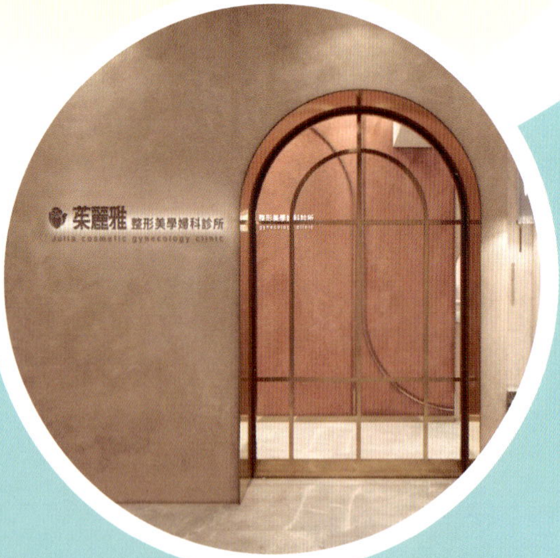

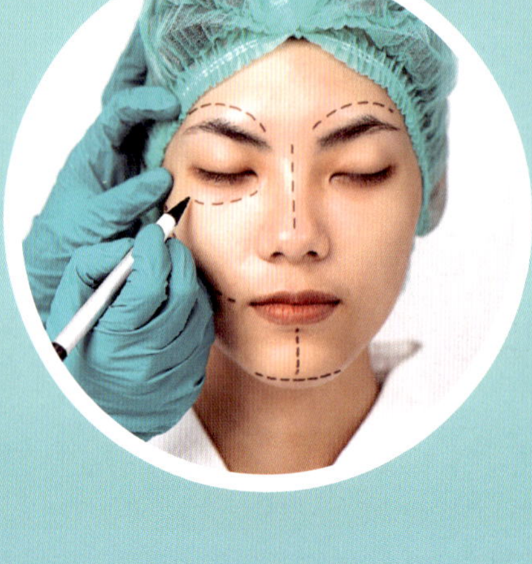

為什麼面容會老化？

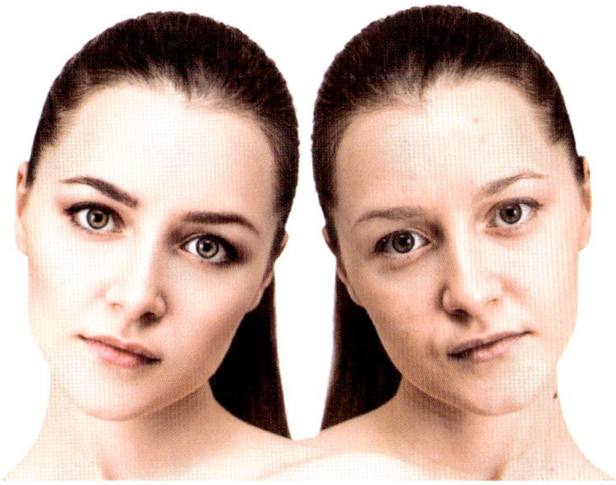

歲月流逝，年齡遞增，攬鏡一照，驚覺年輕時吹彈可破紅潤透亮的肌膚怎麼漸漸蒙上一層陰霾，思前想後，才醒悟原來老化已悄悄上身。沒錯，在妳臉上留下的正是歲月的痕跡，從骨骼、肌肉、脂肪、結締組織到皮膚，都可能是影響妳面容老化的原因。

骨骼：失去支撐與面部下垂

老化不僅會影響到面部表面，還會影響到面部的底層結構。骨骼為面部特徵提供了框架，隨著年齡增長，骨密度減少，導致面部容積和輪廓縮小。骨骼的萎縮還可能導致連附在上面的肌肉和皮膚支撐減少。因此，面部的輪廓逐漸下垂，彷彿失去了生氣，使得面容出現老化的現象。

眼窩（眼球所在的凹陷處）部位也會因骨骼萎縮而呈現中空化，導致眼角出現細紋及眼下出現眼袋。雖然紫外線等外在傷害有時也會影響肌膚彈性並形成皺紋，但肌膚出現鬆弛，最大的原因是因為顏面骨萎縮所造成。

肌肉：失衡導致面部表情改變

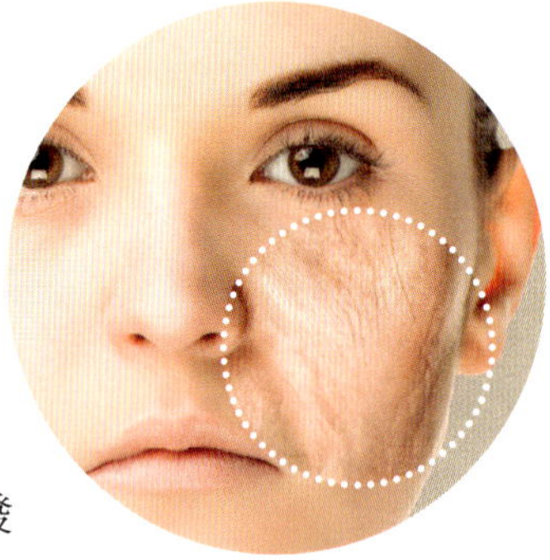

肌肉不平衡也是面部老化的元凶之一。部分肌肉可能因為長期過度使用或某些習慣性動作，變得較為強壯，尤其是一些與表情或咀嚼相關的肌肉，例如眼眉肌肉、臉頰肌肉。隨著年齡增長，這些慣用肌的使用頻度也會同步增加，使這些肌肉變得更加發達，而因為臉部肌肉發展不平衡，以致在面部形成

東方臉部美學的黃金比例：三庭五眼

一般人都認同「瓜子臉」或「鵝蛋臉」是女性最美的臉型，至於衡量五官位置的標準，專業上以「三庭五眼」的黃金比例最受大家推崇。從標準臉型的美學準則來看，臉部長度與寬度為 1.618：1，正是符合以上所稱的黃金比例。

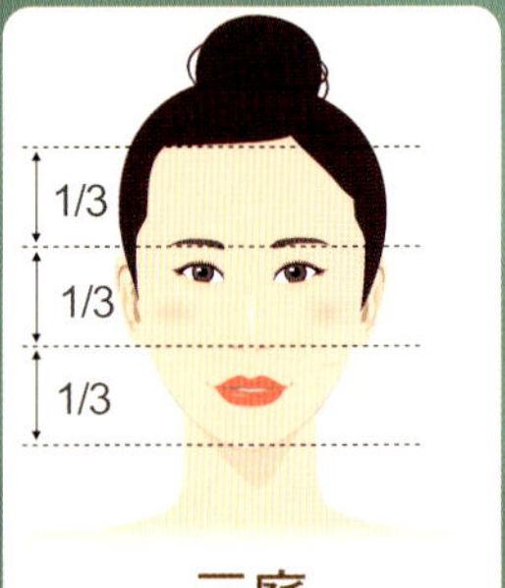

三庭

「三庭」指臉的長度比例。若把臉的長度分為三等分，最佳比例為各佔臉長的 1/3。

上庭：額頭髮際線到眉骨的距離

中庭：眉骨到鼻底的距離

下庭：鼻底到下巴的距離

皺紋，進而呈現出疲憊和不悅的面容。

脂肪：飽滿感流失引發面部凹陷

臉部在老化過程中脂肪會逐漸流失，同時會伴隨一些軟組織一起下垂，所以臉型會從年輕時的倒三角V臉，變成方形的下垂臉了。另外，原本飽滿的顴骨可能因脂肪下移，失去年輕時的飽滿感，使臉頰變得凹陷乾癟，下垂的脂肪同時還會導致下顎兩側脂肪堆積，面部的下垂會更加凸顯，甚至引發木偶紋和雙下巴等現象。

「五眼」指臉的寬度比例。以眼形長度為單位，把臉的寬度分成五等分，從左側髮際至右側髮際，分為五隻眼形的距離。兩隻眼睛之間有一隻眼睛的間距，兩眼外側至兩側髮際各為一隻眼睛的間距，完美比例為各佔1/5的比例。

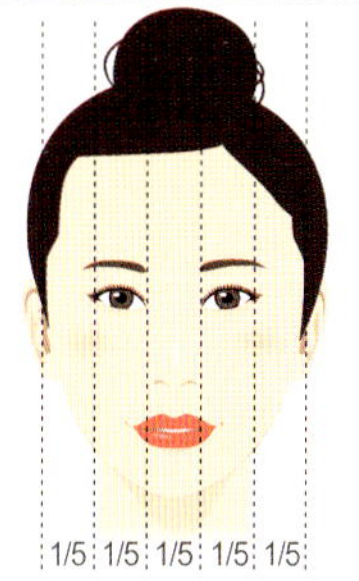

五眼

另根據眼寬與眼距的比例，又可細分為「美人顏　」與「可愛顏　」。可愛顏的單眼寬與眼距比例為0.88：1：0.88，美人顏的單眼寬與眼距比例為1：1：1。

要讓臉部五官看起來成熟或可愛一點，眼距比例是個重點。想要呈現美麗成熟感，眼距比例需要較近，眼頭形狀較尖；如果偏好看起來可愛無邪，眼距要比較開，眼頭的形狀則要比較圓。

結締組織：骨膠原減少與彈性流失

隨著年齡增長，人體製造新骨的能力漸漸低於蝕骨的能力，使得骨膠原減少，讓結締組織變得脆弱，難以承托住脂肪和皮膚，在臉部常可見到的現象是眉骨被吸收、眼眶骨更凹陷，下頷角更往下垂等現象，於是，一張「老臉」就這麼形成了。

皮膚：內外因素疊加，促使老化跡象浮現

皮膚是老化最明顯的指標。隨著歲月推移，因為陽光曝曬、環境污染、生活和飲食習慣等因素，導致膠原蛋白和彈性纖維遭到破壞，使皮膚失去緊緻感，容易產生皺紋；加上不均勻的色素沉澱、斑點和水分流失，都是加速皮膚老化的常見原因。

妳有這些「老化徵兆」嗎？

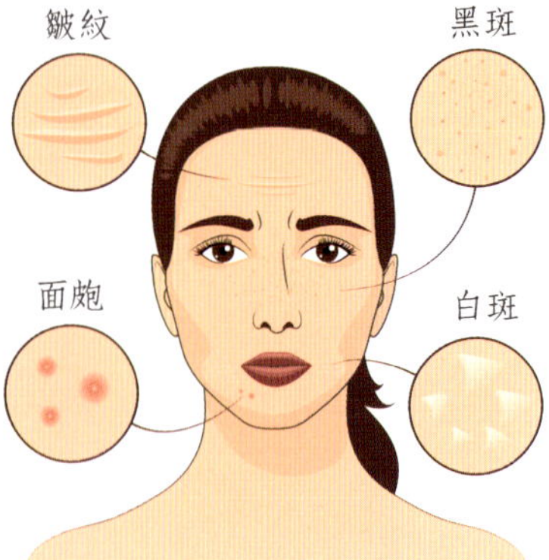

為什麼同樣的年齡，在不同人身上卻會呈現不同的樣貌，是天生麗質造成的結果嗎？或是常言，「沒有醜女人，只有懶女人」！如果妳已有相同的困擾，看看妳是否被以下這些老化徵兆拖累了。

1.眉毛、眼尾下垂

隨著年齡遞增，肌膚的膠原蛋白慢慢流失，臉部肌膚就會開始失去彈性，眉毛、眼尾就會逐漸出現下垂的現象。一般人大約在45歲左右就會開始有這種現象，而眉毛及眼尾下垂影響最大的就是眼皮。雖然說這些徵兆要到中年後期才會開始出現，但平時若疏於保養或是臉部皮膚天生較為鬆弛，眉毛及眼角下垂的問題可能會提早出現。

2.眼袋+淚溝

最常見的老化徵兆就是雙眼下方逐漸突顯的兩個眼袋，眼袋形成的原因一般分先天與後天兩種，後天產生眼袋的原因主要是眼窩的筋膜、肌肉、皮膚日漸鬆弛，眼窩脂肪下垂囤積所造成的。隨著年齡越來越大，眼窩的肌膚狀態越來越差，惱人的眼袋就會越來越嚴重。

雖然出現眼袋是常見的老化徵兆，但若長期用眼過度，像是經常盯著手機或電視，使得眼周肌肉無法得到充分休息，那麼眼袋就有可能在開始變老之前提早來報到。

3.法令紋

這是讓很多人煩惱的老化徵兆，也是讓很多人發現自己正在「變老」的線索。法令紋的形成是因為臉部肌膚在開始老化的過程中逐漸失去彈性、變得鬆垮所形成。雖然一般人到了一定年齡多少都會有法令紋

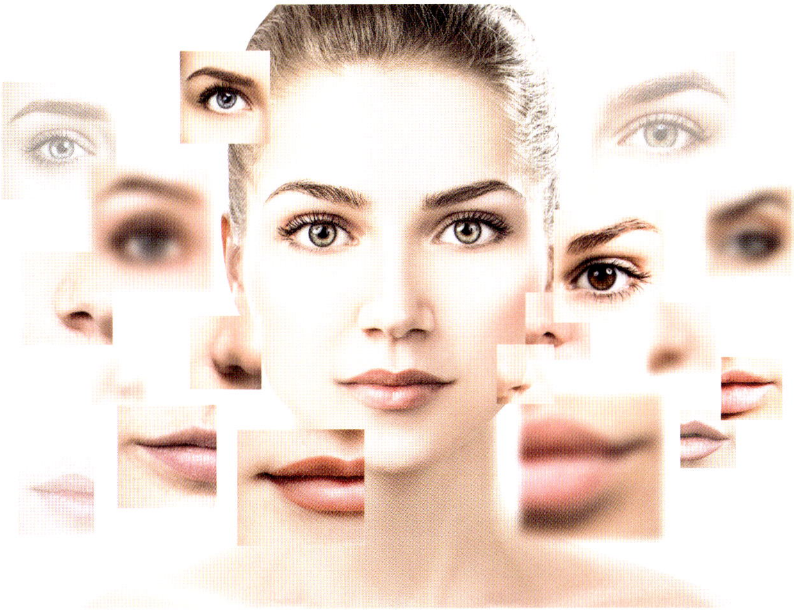

產生，但法令紋其實較常出現在那些經常做誇張表情的人臉上，例如經常大笑、說話表情誇張等，都是讓法令紋加深及提早出現的原因。

4.臉部鬆弛

現代人由於生活忙碌，經常疏於照顧自己的臉部肌膚，時間一久，臉部肌膚開始出現鬆弛、水分流失等現象，臉頰肌膚就會因為地心引力的關係越來越下垂，這正是最難發現也是最難預防的初老症狀。

5.蘋果肌凹陷

出現蘋果肌凹陷最主要的原因是臉部膠原蛋白流失過多，這除了是老化的正常現象，也有可能是因為年輕時疏於保養、平時膠原蛋白攝取不足、經常熬夜、壓力大、過度勞累、不良生活習慣等因素所造成。蘋果肌凹陷如果過於嚴重，在外觀上會比出現細紋及毛孔粗大更顯老。

6.各類臉部細紋

臉部肌膚在做任何表情及活動時，肌肉所擠壓到的部位會形成一道慣性的褶皺，年輕時因為臉部肌膚的膠原蛋白豐富，彈性好，所以褶皺

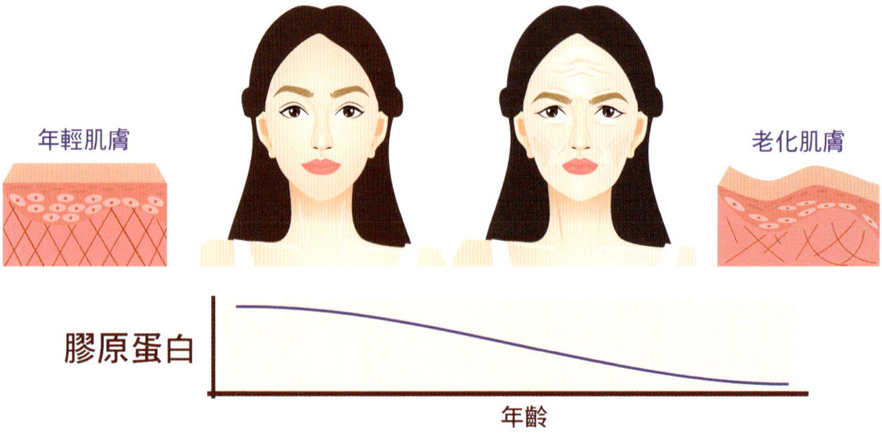

不會一直停留在臉上，但隨著年齡增長及臉部膠原蛋白流失，臉部肌膚的彈性越來越差，這些褶皺就會開始停留在臉上，形成所謂的「臉部細紋」，也就是我們常說的「皺紋」，像是魚尾紋、抬頭紋、貓咪紋、眉間紋等，這些小細紋的出現都是暴露妳年齡的線索！

臉部老化竟與骨密度有關

眼窩凹陷或臉部出現法令紋，除了大家熟知的紫外線傷害，更要留心是否與顏面骨的骨質流失有關。

有研究結果顯示，骨質密度高的人肌膚較有彈性，也較不會出現皺紋；反之，骨質密度較低的人，肌膚較會失去彈性，也較易出現皺紋。這是因為骨質密度代表骨量，也就是骨骼中所儲存的礦物質含量，如鈣、磷等，這些物質的含量多寡是判斷骨骼強度的標準。研究證實，外表看起來比實際年齡年輕的人，骨密度通常都比較高。

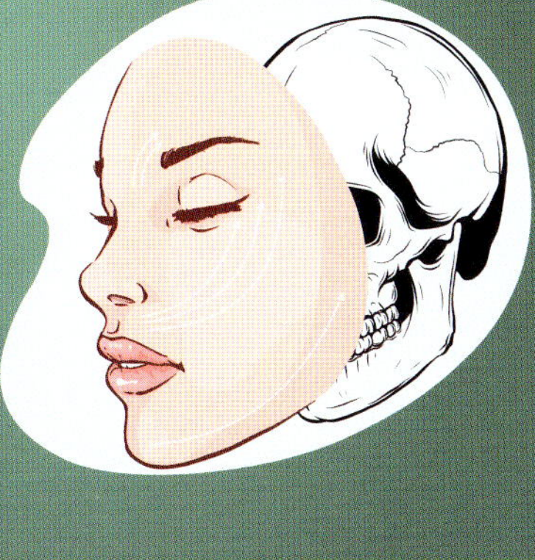

臉部醫美，去你的老化

隨著年齡增長，臉部會開始出現衰老的特徵，如細紋、皺紋、鬆弛的肌膚及消失的輪廓線。這些改變常常讓我們感到無奈，因此，臉部抗衰老便成了每個人都想要了解的課題。

根據統計，從30歲開始，皮膚每年失去約1%的膠原蛋白；到了50歲左右，膠原蛋白流失的速度加劇，女性在停經後的5年內，甚至可能會失去30%～40%的膠原蛋白。另外，紫外線的暴露也會加速皺紋形成，臉部老化有80%～90%是因為紫外線照射所造成的，這即被稱作「光老化」；皮脂腺活性也會隨著年齡增長而下降，導致皮膚變得乾燥、失去

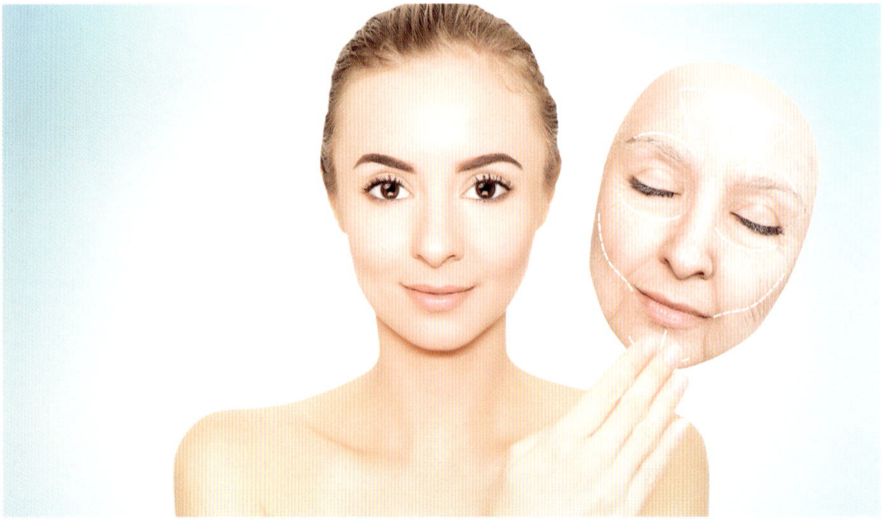

光澤，尤其在40歲以後，皮脂腺的活性約下降25%～30%，使得皮膚的保水力也跟著一起下降；40歲以後，皮膚水分含量也下降約15%，使皮膚失去柔軟度和彈性。

近年，民眾對於抗衰老的意識漸漸抬頭，根據市場調查統計，全球抗衰老護膚品市場每年增長約5%，在美國，40歲以上的人群，進行美容相關手術的比例佔總量的60%以上，其中包括拉皮、注射填充劑（如玻尿酸）、肉毒桿菌、非侵入性抗衰治療（如雷射、電音波）等，其中又以40～60歲女性佔大宗。

臉部衰老有許多種類型和成因，幾個主要的表現包含：出現皺紋、皮膚鬆弛、斑點形成以及輪廓下垂等。接下來就分別討論上述類型及其成因。

1.皺紋

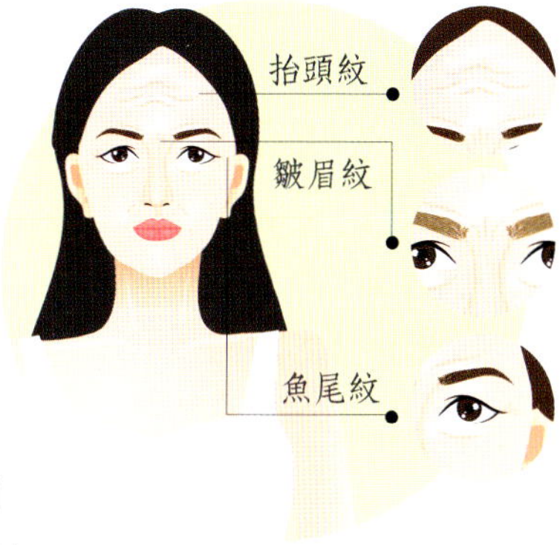

分為動態皺紋及靜態皺紋，會形成皺紋主要是因為臉部肌肉反覆活動、膠原蛋白及彈性蛋白流失、皮膚真皮層老化或受到紫外線破壞，而導致結構改變以及水分流失。

動態皺紋是指當臉部肌肉活動時更加明顯的紋路，如抬頭紋、皺眉紋、魚尾紋等；隨著時間的推移，即使臉部處於放鬆狀態，仍可見的固定皺紋就稱為靜態皺紋，常見的如法令紋、眼下細紋等。

2.皮膚鬆弛

因為皮膚失去緊緻度和彈性，尤其在下頷、臉頰、眼周附近，形成原因有許多，包含膠原蛋白、彈性蛋白流失，以及紫外線破壞導致的光老化。

3.臉部輪廓下垂

當臉部的皮下組織如脂肪和肌肉變少，支撐結構的筋膜層（Superficial Musculo-Aponeurotic System，簡稱SMAS）變弱，再加上重力作用，顴骨、下頜線等部位的皮下肌肉和脂肪墊下移，就會使臉部輪廓失去原本的清晰線條，而出現雙下巴、法令紋、木偶紋加深，及臉部凹陷等老化現象。

4.斑點形成和膚色暗沈

當皮膚因長期暴露在紫外線下，會導致黑色素沈積，且隨著年齡增加，皮膚自我修復能力也會減弱，使沉積的色素更不易代謝，導致膚色變得不均勻、暗沈，甚至出現許多曬斑、老年斑等。

5.毛孔粗大

當皮脂腺分泌減少，膠原蛋白流失，導致毛孔周圍的皮膚失去支撐力，毛孔隨之變大，皮膚看起來即不再顯得光滑潤澤。

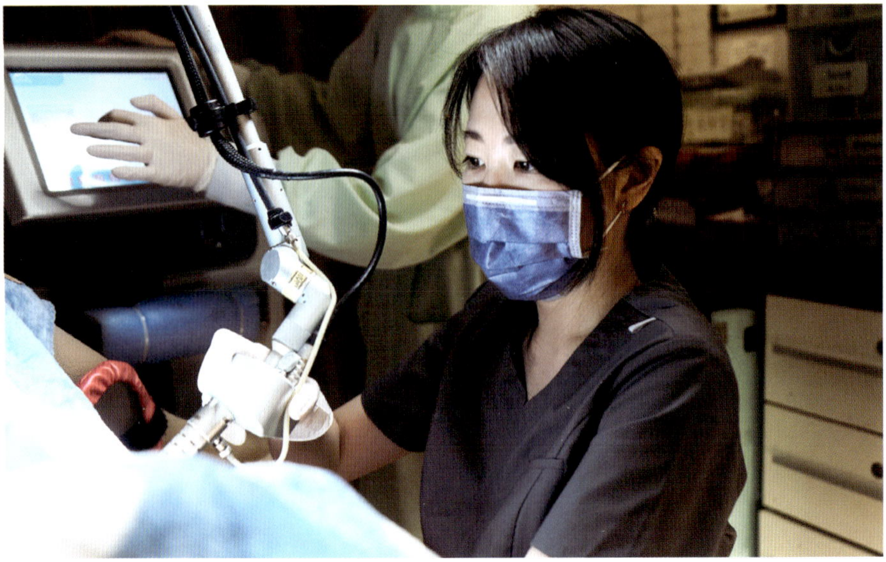

6.皮膚乾燥

隨著年齡增長，皮膚的水分儲備能力下降，導致皮膚乾燥，容易出現細小皺紋。

常見的抗衰老治療方式

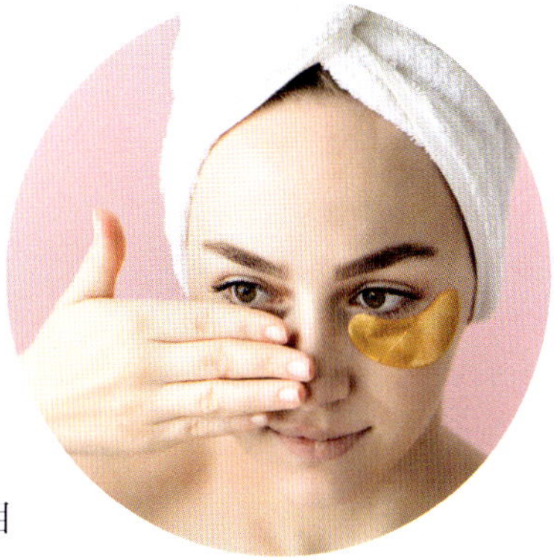

老化雖然不可逆，但隨著醫美科技日新月異，要讓自己不顯老，妳可以有以下這些選擇。

1.護膚保養品

擦保養品是目前最普遍的抗衰老方法，以下幾種是常見的保養品成分：

維生素C：屬於抗氧化劑，可減少自由基對皮膚的傷害，亮白膚色。

維生素A：加速細胞更新、促進膠原蛋白合成，能夠改善細紋、皺紋和膚質粗糙等問題。

玻尿酸：含強效保濕成分，能夠吸附水分，保持肌膚水潤、飽滿。

胜肽（Peptides）：能促進皮膚內的膠原蛋白和彈性纖維生成，提升皮膚的緊實度。

2.改變生活方式

健康良好的生活習慣也可以幫助減緩老化，包含防曬、飲食調整（如多吃含抗氧化劑的蔬果，如藍莓、胡蘿蔔、地瓜葉、南瓜、芥藍、菠菜等）、睡眠充足、運動、戒菸及減少飲酒。

3.非侵入性治療

非侵入性治療因為不需動刀，近年越來越受到歡迎，方法是通過刺激皮膚的自我修復及再生長力，來改善皺紋、色斑和膚質等問題。

雷射治療：其原理主要是利用雷射的光熱作用（達到消除色素斑及刺激膠原蛋白新生）和光刺激作用（刺激皮膚修復及再生長）。以下就幾種常見的雷射治療做說明。

脈衝光雷射：可用於治療表淺斑、毛孔縮小、提亮肌膚色澤

淨膚雷射：可淡化斑紋、均勻膚色、縮小毛孔

磨皮雷射：小範圍的疤痕或痘疤改善

染料雷射：針對酒糟疤、紅痘疤進行改善

飛梭雷射：針對凹洞痘疤、痘痘肌進行改善

皮秒雷射：可淡化斑紋、縮小毛孔、改善痘疤/凹陷疤、細紋治療

微針療法：利用佈滿微針的滾輪（針頭大小約0.25mm），在皮膚表層產生微小傷口，再將各種營養成分導入真皮層，刺激膠原蛋白和彈性纖維增生，以改善肌膚質感。

電波治療：通過漸進式能量加熱皮膚組織，由於是從表層由外而內的容積式加熱，因此範圍較大，但深度較表淺，可以提高真皮層溫度，並促進膠原蛋白增生。其原理類似用電熨斗將衣物的褶皺燙平，可緊實肌膚除去細紋。

音波治療：透過聚焦點狀式加熱皮膚更深層的組織，可深至筋膜層，由內而外產生無數加熱凝結點，使筋膜層收縮、拉提、重組，這種方式比較適合皮下脂肪較少、皮膚較薄的人，可用於局部雕塑、臉部下垂。

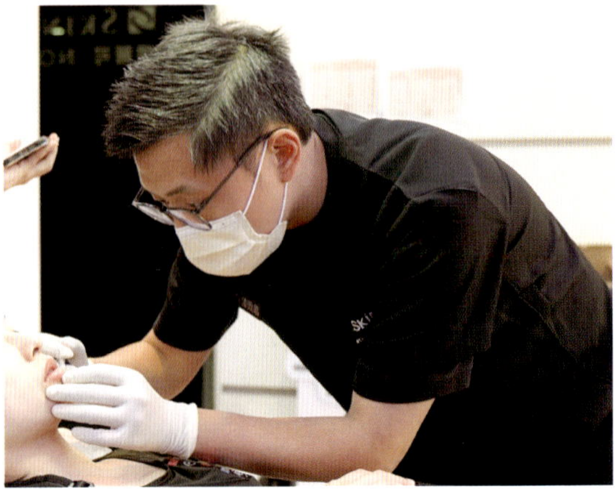

4.微整形注射填充物

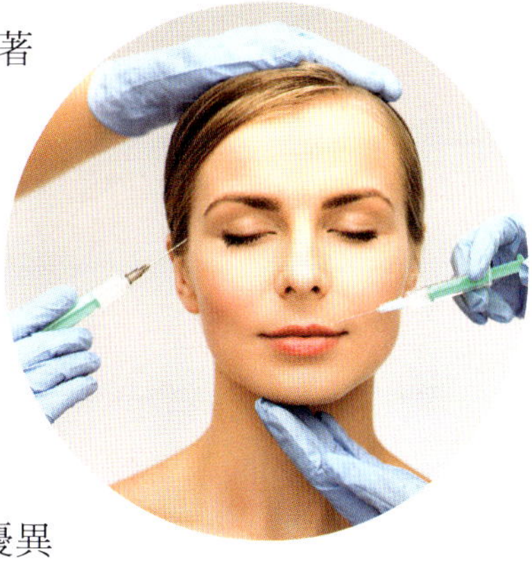

微整形具有恢復期短且效果立即顯著等優點，是近年美容醫學的熱門選擇。

肉毒桿菌素注射：藉由放鬆臉部肌肉，以減少動態皺紋，如額頭紋、魚尾紋和皺眉紋，或咀嚼肌放鬆，達到瘦小臉效果，減少多汗症等，效果持續約3～6個月。

玻尿酸填充劑注射：玻尿酸因具備優異的吸水能力，常用來填充臉部的凹陷，如法令紋、嘴角紋或淚溝，可以讓面部輪廓更加豐滿，效果可維持6～18個月不等。

膠原蛋白增生劑：通過刺激皮膚來生成更多的膠原蛋白，達到逐漸豐滿的效果，適用於全面部抗衰老，如下垂鬆弛治療、皮膚老化治療、靜態皺紋治療、嘴角肉治療改善、蘋果肌雕塑、豐頰、夫妻宮（太陽穴）填補等。

PRP（Platelet-Rich Plasma，高濃度血小板血漿）：採取患者自體血液，提取富含生長因子的血小板，之後再注射回患者皮膚，促進細胞再生和膠原蛋白生長，同時因為是提取自身細胞，因此較不會有發炎反應。

5.手術

手術是更為長效和深入的選擇，雖然恢復期較長，但效果較明顯也較持久，主要針對因老化導致的皮膚鬆弛和深層皺紋。

拉皮手術：透過手術提升和拉緊鬆弛的臉部和頸部皮膚，適合臉部下垂、臉部皺紋多、輪廓鬆弛、火雞脖紋嚴重者。

眼袋手術：現代人因為用眼過度、3C產品使用過久，因此更容易有眼周老化的問題，適合有淚溝、眼袋、眼周細紋及黑眼圈的人。

自體脂肪補臉：將自身其他部位多餘的脂肪移植到面部需要填充的地方，如額頭、蘋果肌、法令、太陽穴等區域，以改善面部輪廓和凹陷，其優點是相較於各種植入物能更自然且持久，身體也較不會有排斥反應。

抗衰老治療方法有千百種，從護膚保養品到調整生活方式、美容醫學相關治療等，都能有效對抗時間帶來的臉部變化。每個人可根據自身的需求、預算和期望，選擇最適合的方法，才能達到讓自己滿意的最佳效果；同時，時時保持健康的生活方式和心態，也是抗衰老過程中不可忽視的一部分。

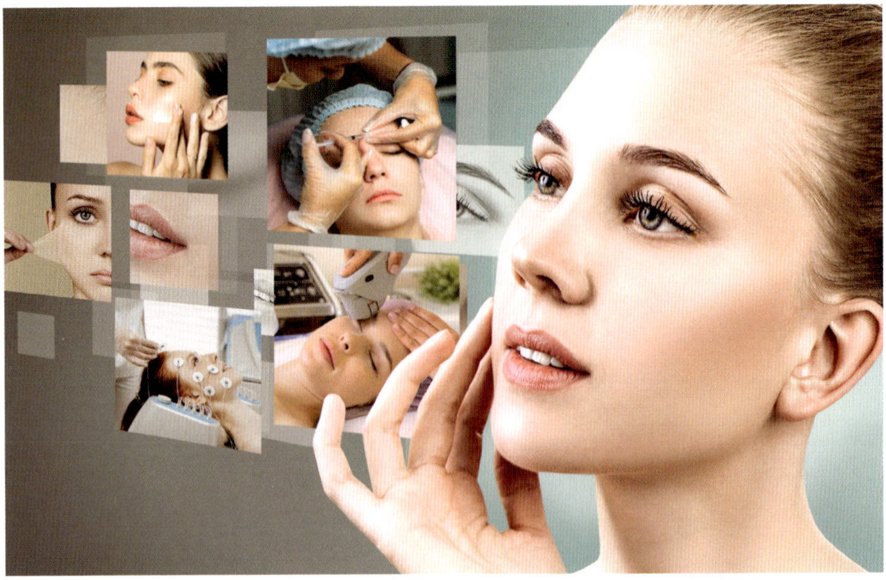

醫美科技，讓凍齡回春不再是夢想

清代文學家王國維因為感嘆久別重逢的妻子青春已逝，面容憔悴，就如同落花凋謝飄零般，而吟詠出「最是人間留不住，朱顏辭鏡花辭樹」這百年名句，句中無不流露對妻子的疼惜與不捨。

百年前的文豪對於妻子顏面老化的感嘆，與百年後越發注重健康與生活品質的我們可謂遙相呼應，而身處美容外科醫學技術發達的現代，相較文豪所處的時代，凍齡回春對我們來說已不再是遙不可及的幻想。

臉部如何透出衰老的跡象？

年輕時女性的臉部緊實、光華，雙頰膨潤飽滿，整體臉部的型態呈現出「倒三角形」，但在老化的過程中，臉部結構漸漸呈現下垂、鬆弛，脂肪堆疊在下臉部，而呈現「金字塔型」。

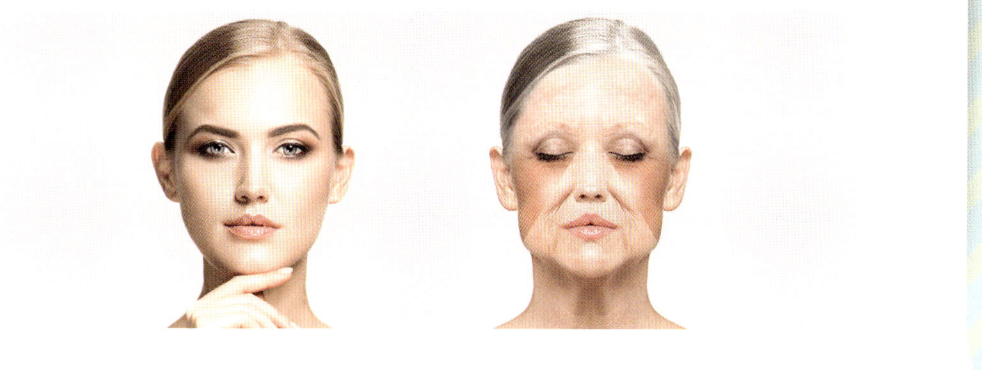

顏面結構與老化的關係

要了解老化，先來看看臉部的結構。臉部的構成主要分為下圖中的五個層次：

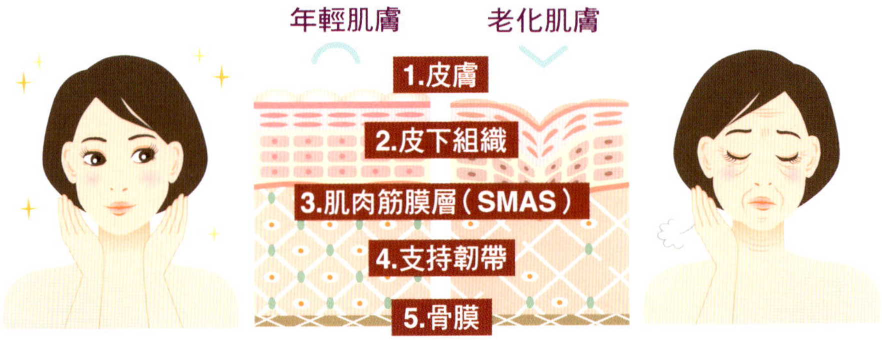
年輕肌膚
老化肌膚
1.皮膚
2.皮下組織
3.肌肉筋膜層（SMAS）
4.支持韌帶
5.骨膜

老化對於臉部結構的影響是全面性的，隨著年齡增長，女性臉部老化的樣態即是因為上述這五個層次個別發生了以下變化：

- 皮膚膠原蛋白流失
- 臉部脂肪墊萎縮、鬆弛、下垂
- 臉部肌肉鬆弛弱化
- 筋膜與支撐臉部結構的韌帶鬆弛
- 骨質流失

輕度臉部老化

女性約在30～40歲的年齡階段開始產生老化徵象，這時期老化發生的時程及原因通常和生活作息、有無防曬與遺傳體質息息相關。

老化的徵象經常是在不知不覺中發生，部位主要在我們的眼周區域，包含淚溝、輕微的眼袋、魚尾紋以及法令紋的出現。有這些困擾的

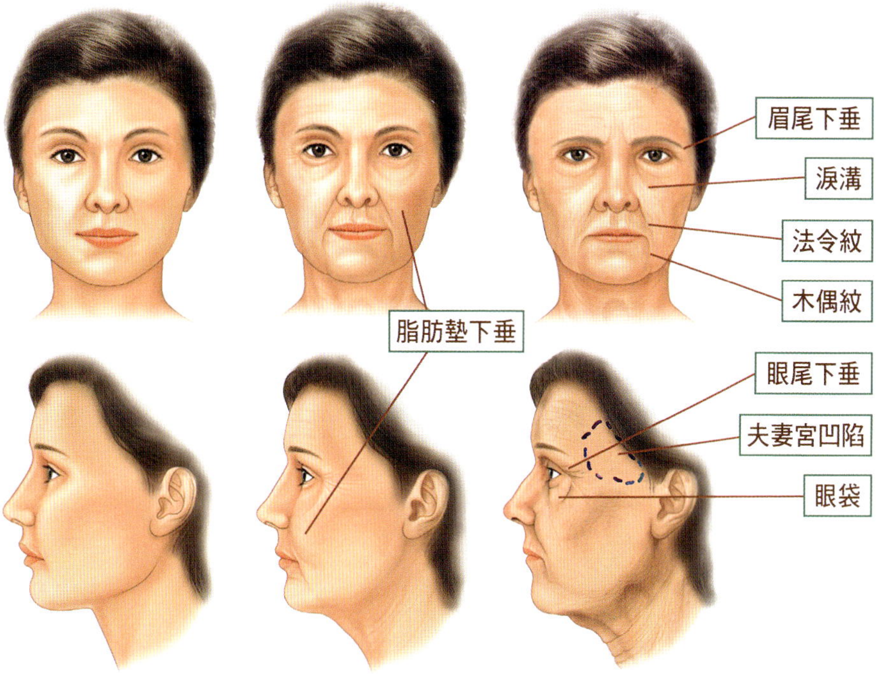

求診者最常抱怨的就是，儘管休息狀態良好，但在旁人眼中她們看起來總是顯得疲倦沒有朝氣。

中、重度老化

女性在45～55歲時正逢更年期，這時體內雌激素的分泌急速下降，不只會造成生理上的不適，也會直接導致臉部皮膚乾燥、膠原蛋白加速流失，呈現出皺紋加深，眉毛輕度下垂、臉部脂肪萎縮、骨質流失等樣貌，使中臉部，也就是俗稱的「蘋果肌」下垂，法令紋更加明顯。

若沒有適當的保養，55～60歲後骨質會加速流失，若臉骨上方的皮膚、肌肉、筋膜失去骨質支撐，便會像地層下陷一樣一起凹陷，並且在重力的加乘作用下，臉部會更顯鬆弛、下垂。

在這個時期，眉毛與眼尾因為皮膚鬆弛而明顯下垂，眼袋膨出更加明顯、淚溝加深，兩側顳部（俗稱「夫妻宮」）凹陷，法令紋與嘴角處的木偶紋深化，下垂的皮膚與皮下脂肪墊在木偶紋旁邊，形成難看的「嘴邊肉」。

利用整形手術可幫助恢復年輕樣貌

如果妳有臉部老化的困擾，現代醫美科技已經有了完美的解決方案：

1.下眼瞼成形術（Lower blepharoplasty）

俗稱眼袋手術，這項手術不只可以解決眼袋膨出、淚溝凹陷的問題，更可以針對輕度到重度的老化做不同層次的治療，以達到回春的效果。

2.眼袋內開手術

針對輕度老化過程中最早出現的淚溝與眼袋，可以藉由隱痕內開的方式，從下眼瞼的結膜處進入，移除眼袋脂肪或轉移多餘的眼袋脂肪組織來填補淚溝的凹陷。

此術式最大的優點是外觀無疤痕，但無法解決皮膚鬆弛的問題。

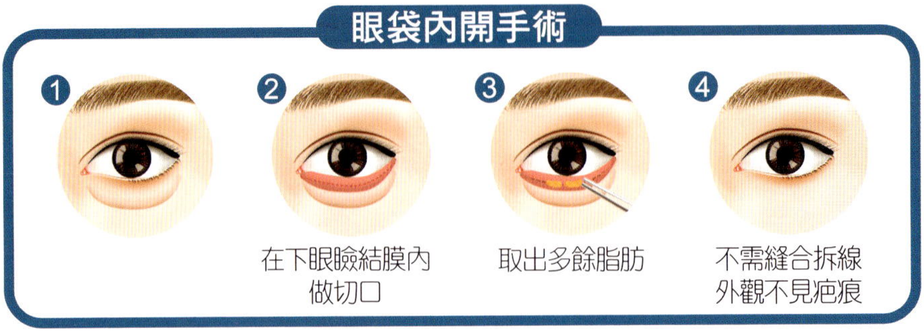

3.眼袋外開手術

中重度的老化往往伴隨著皮膚的鬆弛及中臉部脂肪墊下垂，此時需要在平行下眼睫毛處做切開，移除鬆弛多餘的皮膚組織，再移除眼袋脂肪或轉移多餘的眼袋脂肪組織，用來填補淚溝的凹陷，同時也可藉由拉提中臉部下垂的脂肪墊，達到中臉部位提升的效果。

由於贅皮縫合後的傷口在平行下眼睫毛位置，因此疤痕並不明顯。而隨著老化的嚴重度提升，手術中要做的事情也變多了，因此眼袋外開手術還可以改善老化導致眼周複合式層次的問題。

眼袋外開手術

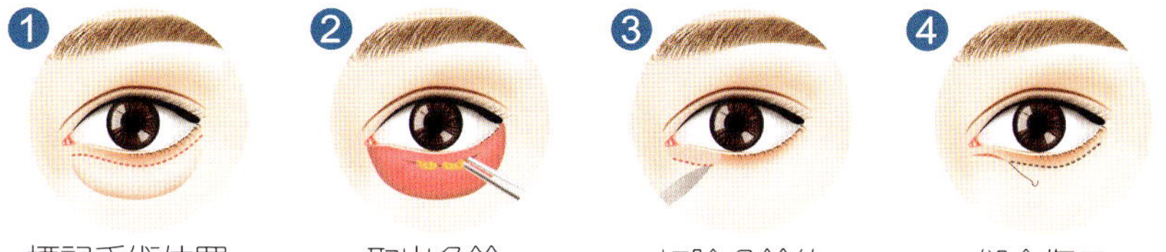

4.脂肪移植手術

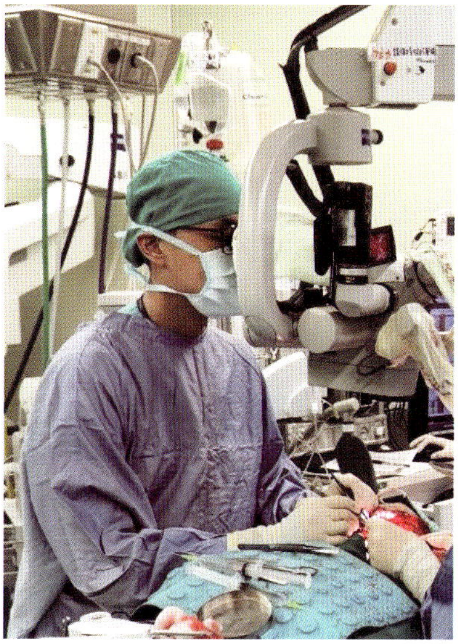

針對臉部因為老化造成結構性的凹陷與深陷的皺紋，可以藉由抽取腹部或大腿部位的脂肪做注射、填補，老化的徵象如眼窩凹陷、淚溝、夫妻宮、法令紋、木偶紋、蘋果肌下垂等問題都可以得到改善。而移植注射的脂肪多寡，通常視老化部位的凹陷程度來估計。

脂肪移植手術除了可以達到飽滿膨潤的效果，近年的再生醫學研究也已證實，脂肪組織中含有脂源性幹細胞（adipose-derived stem cells），可以使組織再生、促進膠原再生，進而使肌膚恢復年輕時的彈性與光澤。

5.拉皮手術

當進展到中重度老化階段，臉部鬆弛已經不只是皮鬆的問題而已，而是臉部骨頭以上的結構全面性下垂，其中肌肉筋膜層（SMAS）扮演著關鍵的角色。因為肌肉筋膜層往上和我們皮膚的真皮組織之間有許多纖維組織相連，往下和臉骨之間又有支持韌帶做牽引，所以拉皮手術除了做皮膚的拉提固定，也需要針對鬆弛的肌肉筋膜層做治療，治療方式是在手術中針對肌肉筋膜層做提拉、折疊或部分切除再加以固定。

中、重度老化所產生的法令紋、木偶紋與嘴邊肉，如果已經難以藉由微整形達到理想的治療效果，拉皮手術是最佳的治療方式。

拉皮手術

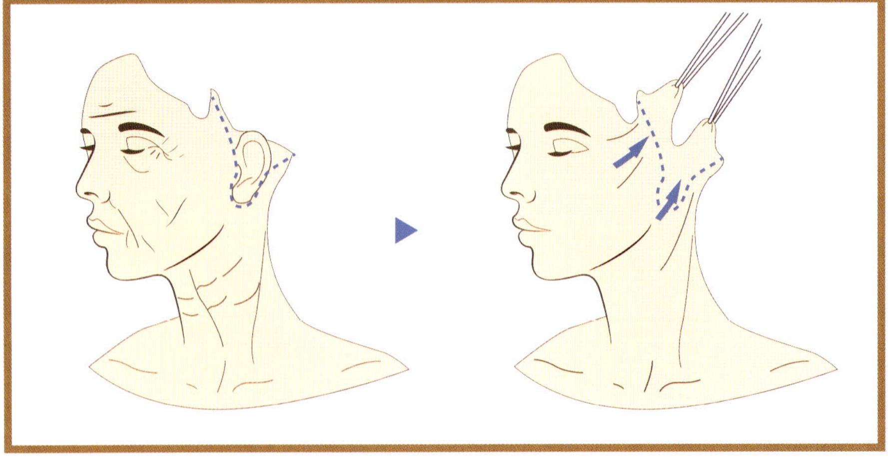

CH5

持續做愛不會老

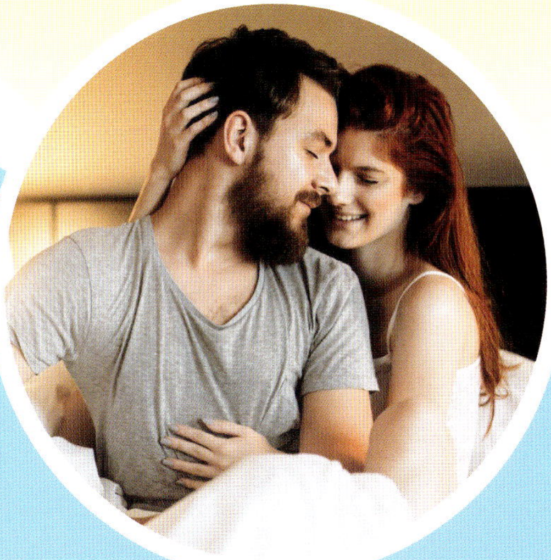

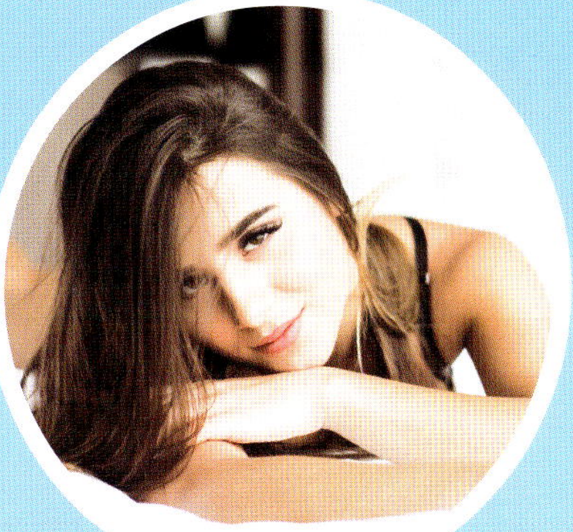

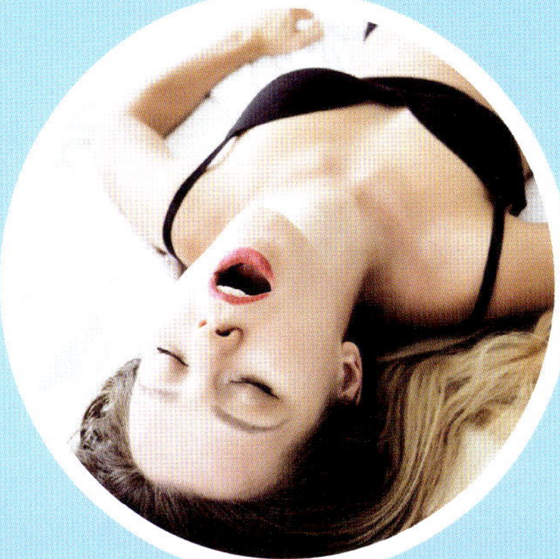

荷爾蒙與女性的關係

女性荷爾蒙可分為雌激素和黃體素兩種，都是由卵巢分泌的荷爾蒙。

雌激素屬於類固醇類荷爾蒙，女性在青春期後卵巢會開始大量分泌雌激素，它讓女人顯現出女性性徵，包括胸部變大、身形顯得圓潤、肌膚較細膩、聲音較尖細等，此外，它也具有令血管及骨骼更強健等促進健康的作用。

黃體素則是協助女性懷孕的荷爾蒙，亦稱為孕激素，它能使增厚的子宮內膜維持受精卵容易著床的狀態，幫助懷孕過程得以持續，及有提升體溫的效果，但它也會引起水腫、便秘、肌膚粗糙等令人不適的症狀。

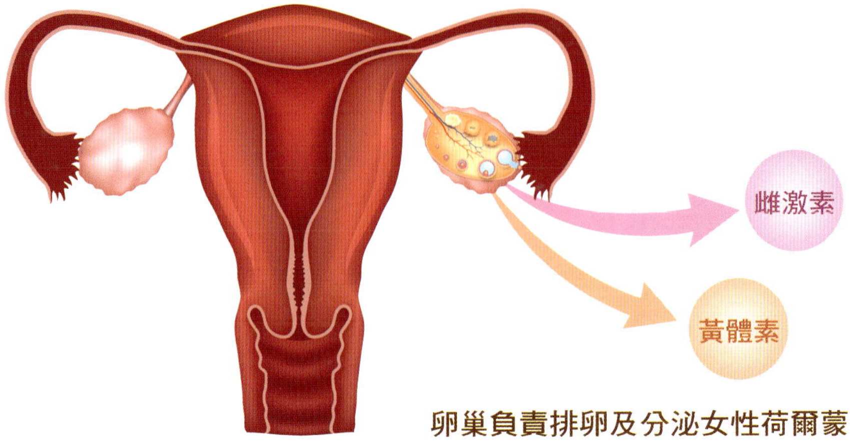

卵巢負責排卵及分泌女性荷爾蒙

雌激素與黃體素相互作用，促成月經、懷孕與生產等一連串女性獨有的生理機轉。

作為人體重要荷爾蒙之一的雌激素，無論男女，體內都會分泌男性荷爾蒙與女性荷爾蒙，只是女性體內的女性荷爾蒙較多、男性荷爾蒙較少，而男性體內則是男性荷爾蒙較多、女性荷爾蒙較少。性荷爾蒙除了擔負生殖的任務，對於皮膚、體型及毛髮的型態及性慾望等，也都對人體產生非常關鍵的影響。

女性身體的男性荷爾蒙主要有三種來源：卵巢、腎上腺及周邊組織（皮膚的毛囊皮脂腺），抽取血液中的雄性激素可當作測量卵巢分泌雄性激素的參考指標。

女性體內的荷爾蒙雖然是由卵巢分泌，但分泌荷爾蒙的指令其實是來自大腦。卵巢分泌荷爾蒙的同時，會傳遞有關荷爾蒙分泌狀態的信息給大腦，然後藉由血液的傳輸把卵巢所分泌出的荷爾蒙狀況回饋給大腦，大腦會以此來做判斷。如果感覺體內荷爾蒙的濃度高了，就抑制濾泡激素與黃體生成素的分泌，如果感覺分泌的量還不夠，就會讓卵巢多分泌一點荷爾蒙。就是這樣的原理，讓女性體內的荷爾蒙在正常情形下能維持均衡的狀態。

荷爾蒙如悠揚的旋律伴隨女人一生

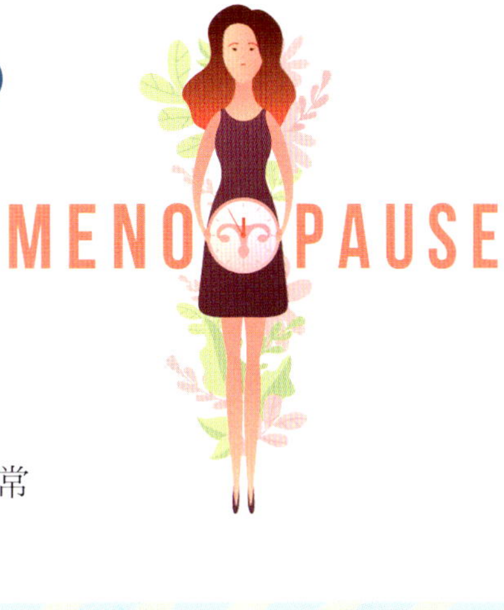

從初經開始，女性體內的荷爾蒙分泌會逐漸增加，至性成熟期（20～40歲）達到巔峰，這段期間也是卵巢機能最活躍、最穩定的時期。40歲以後分泌量會逐漸減少，至更年期後完全停止分泌，即為停經。而女性在圍絕經期經常出現的亂經，多是因為卵巢機能降低，無法順利完成大腦的指令所致。

在女人一生高低起伏的生理現象中，荷爾蒙扮演著至關重要的角色。從青春期開始，雌激素、雄性激素就像樂音悠揚的小提琴和感情豐富的鋼琴協奏曲，跌宕起伏，譜出女人多情善感的樂章。

從初經開始，雌激素使女人乳房開始突出豐滿、臀部開始堆積脂肪，展現凹凸有致的魅人身材，皮膚變得細緻滑嫩、聲線也出現上揚尖細的轉變，雄性激素則是促使女體長出濃黑的體毛，並開始刺激大腦的情慾中樞，使女人產生情慾，開始會想要親近男人，得到男人的撫慰，外顯在肢體上便出現婀娜多姿、韻味十足的體態。如果女性體內單單只有雌激素，而缺乏雄性激素，便會使她缺乏性慾，如冰山美人，喪失魅力。

荷爾蒙對女性來說，不僅是美麗的泉源，也是健康的根本，如果妳希望自己長久擁有年輕美貌且充滿活力，秘訣就在於維持體內荷爾蒙的分泌。

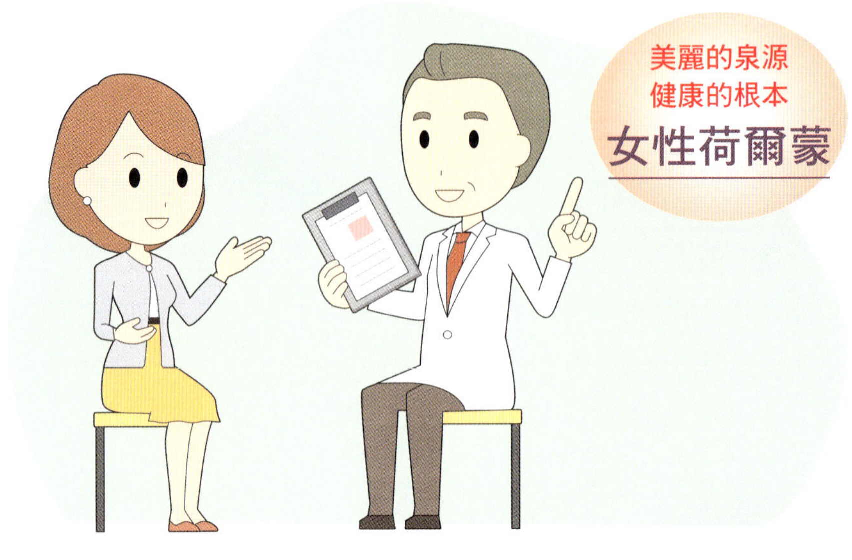
美麗的泉源
健康的根本
女性荷爾蒙

為什麼提不起性致？

女性在更年期過後，體內的女性荷爾蒙和主掌性慾的男性荷爾蒙都會下降，因此，不少女性會出現「性慾低下症候群」（Hypoactive sexual desire disorder，HSDD），總感覺對性愛提不起興趣。據研究報告顯示，超過1/3的圍絕經期或絕經後女性有性交困難，相關影響從對性缺乏興趣到性高潮困難都很常見。

更年期來臨，女性體內的雌激素和睪固酮濃度下降，女性生殖道組織退化使得潤滑作用減少，造成每次性生活都會有不同程度的性交疼痛感，另一方面，因體內睪固酮分泌減少，性慾和性生活的動機也跟著減少，這些都是造成女性在更年期對性生活激發不了興趣的原因，而這些前因也使她們在心理上對性生活產生抗拒。

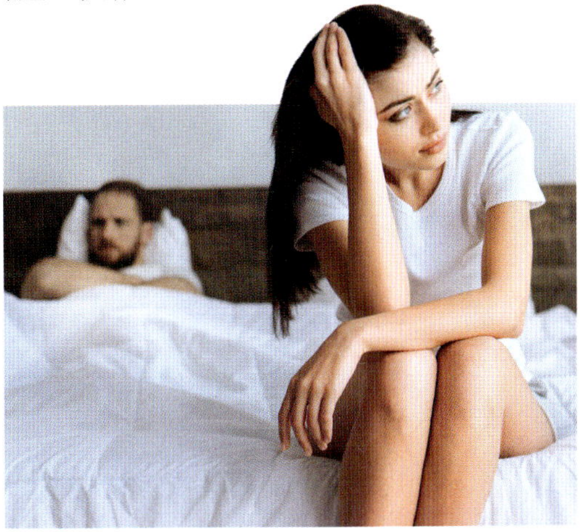

雖說女性在更年期過後常見對性交缺乏動力，但是單純就性生理反應來說，女性停經後性興奮期的性器官反應雖然會降低，例如黏液減少、陰蒂勃起減少等，但對高潮時的感受卻沒有明顯改變，仍可充分享受性愛的愉悅。研究指出，人體血

液中荷爾蒙濃度與性愛感受、陰道和乳房的感受有關連性，特別是睪固酮和陰道黏液，也就是說，生理的感受和乳房的刺激有著絕對關連，因此，想要在更年期過後持續有溫度的性愛生活，宜多一點前戲，慢慢加溫，一樣能有高潮。

對性愛缺乏興趣的程度雖因人而異，但一般來說，體型纖瘦的女性，因為皮下脂肪較薄，雌激素分泌也較低，比起體型豐腴的女性更容易出現荷爾蒙低下的情形，這讓她們在更年期時陰道乾澀的問題相對會更嚴重。

每週至少1次性生活，可減緩血中雌激素降低的速率

要想保有對性愛的情趣，在近更年期及更年期時，女性若有陰道乾澀缺乏潤滑的問題，平時可用陰道乳霜來加以改善，若是在性交時因陰道乾澀造成摩擦不適，則可用潤滑劑來改善潤滑不足的問題。低劑量的陰道雌激素產品，例如雌激素乳膏，一般而言是安全的，且因為它是局部給予的方式，血液中的雌激素只會少量增加，不會有其他副作用，可放心使用，能有效改善陰道變薄及乾澀的問題。

另外，女性在更年期過後若能維持穩定的性生活，也可避免生殖道萎縮。

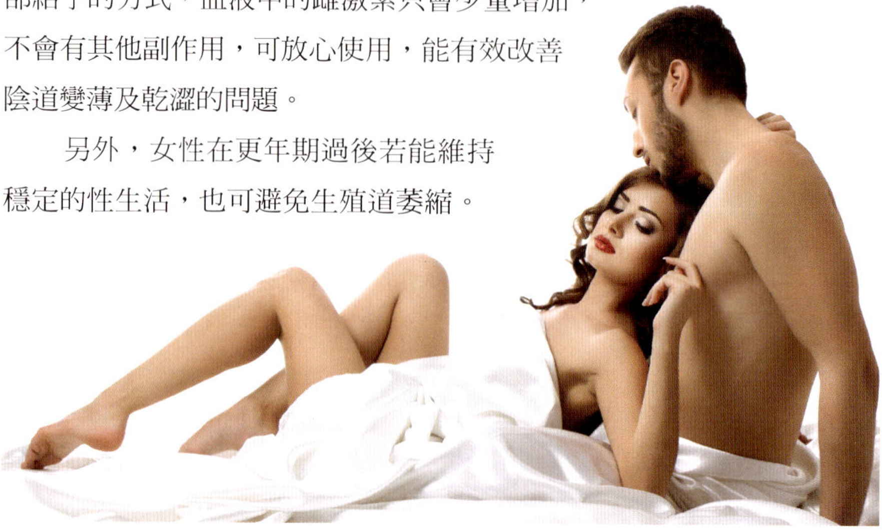

雖然陰道的黏膜會隨著年齡增加而變薄或萎縮，但若能維持一定次數的性生活，就能促使其分泌足夠的黏液來潤滑陰道。因此，更年期過後若能維持至少每週1次的性生活，就可減緩血中雌激素降低的速率，當然也可降低更年期症候群發生的機率。

再者，女性的性慾在更年期過後也會受到與性伴侶關係、情緒與生理健康、經濟問題、家庭與文化價值等因素的影響，這些現實問題必須與伴侶加強溝通，以期改善彼此間相處的模式，至於生理因素部分，可在醫師的指導下服用性激素製劑來加以改善，有助恢復更年期健康的性生活。

女性使用威而鋼，不只能助興還能抗衰老

根據最新研究發現，威而鋼對女性的陰蒂有良好的幫助勃起的助興作用。

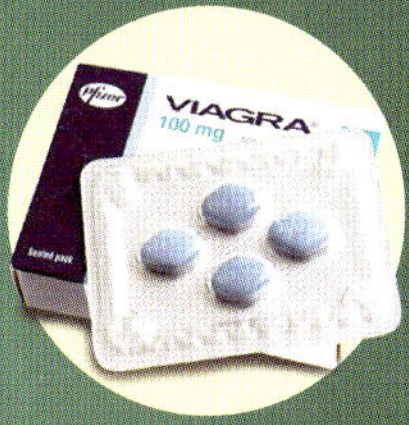

威而鋼可以讓男性陰莖血管組織產生一氧化氮，有助血液灌流，助陰莖勃起，對女性陰蒂其實也有相同的作用。如果女性對於自己的性快感不是很滿意，很難達到性高潮，可以試試使用威而鋼，有助陰蒂勃起。不過與男性相較之下，陰蒂只有極少的肌肉組織，一般一次使用四分之一到半顆就能達到滿意的效果。

威而鋼還有另外一項意外的效果，它可以讓人體皮膚的微血管產生一氧化氮，讓表皮血液灌流充足，血氧增加，不管男人或女人經常服用，會讓皮膚更加纖細粉嫩，保持年輕抗衰老。

讓女性充滿活力的睪固酮

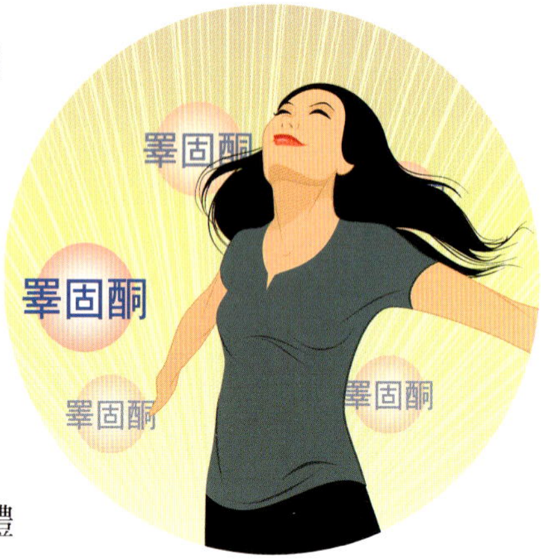

對於女性更年期治療，除了普遍使用的雌激素（女性荷爾蒙），近幾年，抗老醫學把焦點投注在另一種人類荷爾蒙——男性荷爾蒙。

許多人以為睪固酮只有在男性體內才有，其實女性體內也有，而且含量甚至比雌激素要來得高。不同於男性睪固酮主要由睪丸製造，女性體內的睪固酮是由卵巢及腎上腺所製造，一旦女性體內的睪固酮分泌量降低，憂鬱、骨質疏鬆、內臟脂肪增加、性功能衰退、代謝症候群、心血管疾病，及糖尿病、呼吸系統疾病等諸多健康問題的風險都會提高，可以說，睪固酮對女性在更年期過後的生心理健康都有著至關重要的影響。研究發現，有些女性到了更年期，儘管體內雌激素量衰減，但若保有健康的睪固酮含量，也能過得健康有活力。

女性體內的男性荷爾蒙主要有三種來源，分別是卵巢、腎上腺及周邊組織，周邊組織具有男性荷爾蒙間相互轉換及將男性荷爾蒙轉變成雌激素的任務，例如在毛囊皮脂腺中它可以將睪固酮（testosterone）轉換成更具男性荷爾蒙效力的雙氫睪固酮（dihydrotestosterone，DHT）及雄烯二酮（androstenedione）。

藉由測量血清中的睪固酮濃度，可得知卵巢中男性荷爾蒙分泌的情況，它在月經周期中期會有一個小高峰，如同促黃體生成素（luteinizing hormone，LH）一樣，其餘時間濃度則保持在恆定狀態。停經後，男性荷爾蒙在卵巢及腎上腺的分泌量減少較多，周邊組織減少的量則相對較少，且雄烯二酮減少的量比睪固酮來得多。

女性停經後體內的睪固酮下降速度較雌激素緩慢

大部分的研究顯示，女性體內的睪固酮在停經後的下降速度是非常緩慢的，且它的下降速率與LH的濃度有關。因此，這顯示停經後女性的卵巢還是保有分泌睪固酮及雄烯二酮的能力，所以停經期接受雙側卵巢切除的女性，分泌睪固酮及雄烯二酮的能力會降低50%左右，通常在70歲以後睪固酮分泌才會顯著降低。

早在1950年的醫學研究已經表明，男性荷爾蒙能幫助改善停經女性血管運動機能不穩定的症狀，如熱潮紅、心悸、盜汗等。許多臨床試驗發現，以0.625mg或1.25mg的雌激素加上2.5mg的甲基化男性荷爾蒙（methyltestosterone）來治療血管運動機能不穩定症狀，效果比單獨使用

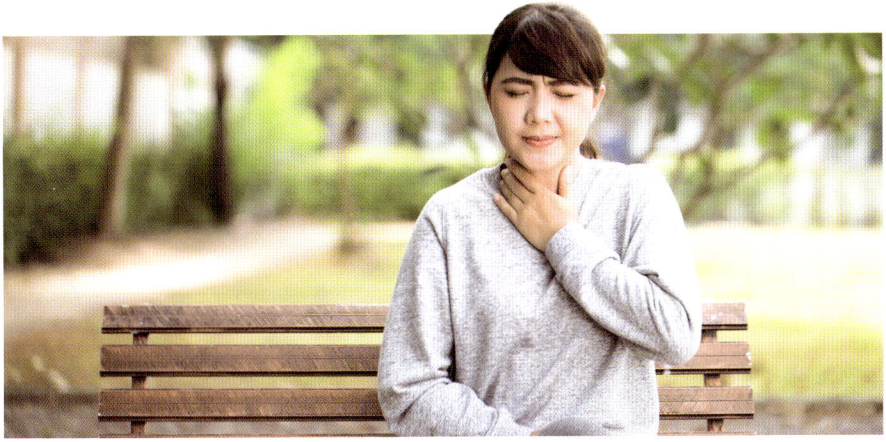

雌激素好，但若使用較高劑量（5mg）的甲基化男性荷爾蒙加上雌激素0.625mg，則治療效果不如單用雌激素好。

研究證實，「單獨使用男性荷爾蒙」或「男性荷爾蒙與雌激素合併使用」對更年期情緒障礙患者均能有良好的治療效果，如變得更樂觀進取、更有活力，也有提高食慾、改善失眠及改善陰道乾澀的功效，尤其是使用有「超級荷爾蒙」之稱的DHEA者，可以在兩週之內達到理想的男性荷爾蒙濃度。

超級荷爾蒙DHEA

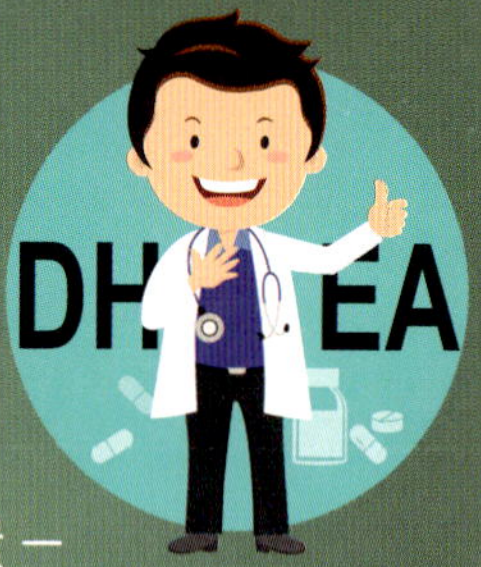

DHEA（Dehydroepiandrosterone，去氫皮質酮）有「增強女人性慾的超級荷爾蒙」之稱，它的作用包括強化肌肉、穩定產生性荷爾蒙、維持礦物質平衡、擴張血管、預防老化等，和雌/雄激素一樣有回復青春的功能，因此有「抗老仙丹」、「荷爾蒙之母」、「超級荷爾蒙」、「青春激素」等別名，它不但能提升更年期女性心理及生理對性的渴望，同時也能提高陰道壁伸縮脈衝及陰道的血流量，改善女人性冷感、增強女人性慾，且可長期服用；此外，它還能防止骨骼老化和動脈硬化、促進輸卵管發育，對腰痛、膝痛也有一定的改善效果。

但有肝臟疾病、乳癌及卵巢癌、18歲以下或正在哺乳的女性，不建議使用。

性愛讓人更年輕

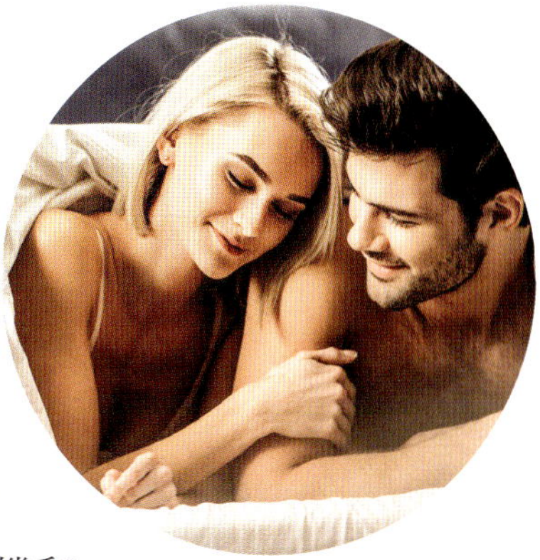

許多研究都證實，情投意合的性愛過程中會讓人感到愉悅，也會提升免疫力，使人的皮膚光澤柔潤，骨骼增強結實，對健康很有好處。但隨著年齡增長，性功能變化、慾望、性高潮都會受到荷爾蒙變化的影響。

性行為本身涵蓋著極為複雜的因素，包括生活、行為、功能、態度、動機和與伴侶的關係。通常，男性的性慾比女性高，男性激素睪固酮約在20歲時達到頂峰，後續隨年齡呈現緩慢下降，直至80歲才會下降到約為頂峰量的50%，因此性慾保持的時間更長，有些男性甚至到70、80歲都能保持良好的性功能；而女性的雌激素在30～40歲間達到分泌高峰，後續10年間會迅速下降，在女性更年期，約50歲左右，體內的雌激素就只剩下頂峰量的50%。

性愛是所有人類基本的生理和心理需求，有些人非常享受其中，有些人卻備感壓力，尤其是更年期過後的男女，總覺得想做愛卻又受到太多的心緒阻礙，甚至認為年紀大了，不應該再有男歡女愛之事，但我認為活到老就要做愛到老，而且越老越要做愛，因為性愛對身體有意想不到的好處，不只能抗衰老，還能預防疾病！

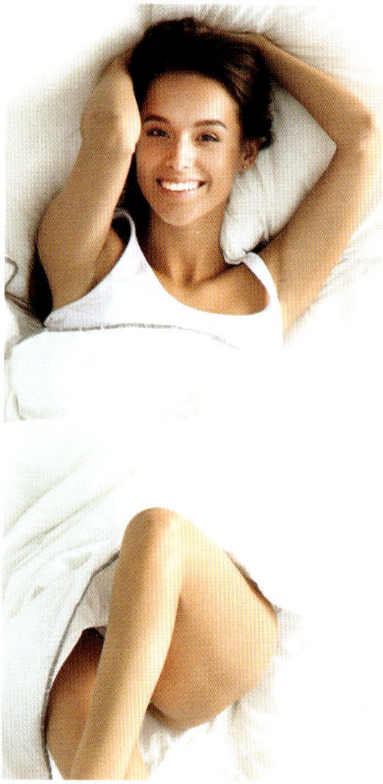

英國皇家愛丁堡醫院的臨床神經心理學家大衛・維克斯（David Weeks）指出，「每週進行3次性愛的夫妻，可以讓身心機能保持在良好狀態，看起來比實際年齡年輕10歲。」這正是因為高潮可以活躍女性的新陳代謝，達到抗衰老的效果。

性學專家也指出，性高潮後，人體會大量分泌包括多巴胺、血清素、催產素和腦內啡等多種「快樂荷爾蒙」，這些荷爾蒙能幫助減少壓力、焦慮和緊張，其中，內啡肽能使人產生快感和滿足，雌激素則能讓頭髮更有光澤，皮膚更有彈性。

傳統治療更年期的方法通常都忽略了「性慾減退」這件事，但有無性慾對人的健康非常重要，要知道，持續保持性生活的人，在更年期過後，不論在心理上或身體上都會更健康！

針對女性更年期性慾減退，關鍵在於不可或缺的「男性荷爾蒙」。因為女性體內其實一直都有主掌性慾的男性荷爾蒙，在治療更年期相關症狀時，除了傳統的荷爾蒙治療，建議再加微量的男性荷爾蒙一起服用，效果會更好。

總之，為了身心健康，最好到老都要維持性愛，我推薦的三大理由如下：

1.性生活能調節內分泌。

2.多做愛能讓身體產生快樂的荷爾蒙。

3.少了性愛，愛情就會死亡。

女性應該活到老做愛到老

英國倫敦大學一項針對女性性愛意向的調查發現，每週至少有1次親密行為的女性，比起同齡每月不到1次親密行為的女性，進入更年期的機率少了28%。

日本女性老後健康的書籍也主張，性行為可以使體溫升高，陰道、子宮、卵巢血液循環變好，荷爾蒙平衡，頭髮及皮膚有光澤。尤其是透過和自己所愛的人做親密接觸，更可以刺激副交感神經，降低焦躁情緒、放鬆心情及產生安眠效果。

確實，規律做愛的好處還不只如此。根據研究，相較沒有性生活的人，有頻繁性生活的中老年人，他們能擁有較好的認知能力，且做愛還有紓解壓力、提升免疫系統、降血壓等功效。

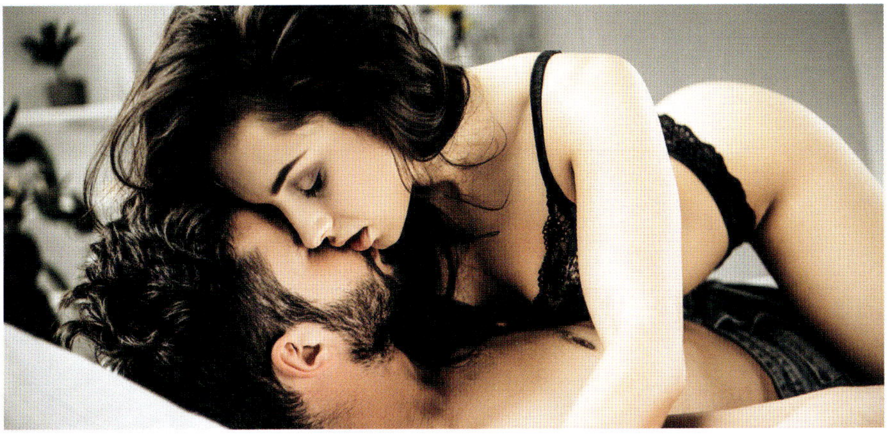

然而，女性在更年期過後的一些生理變化，如月經不調、情緒波動、陰道不夠潤滑等，的確會影響性生活的滿意度，但逃避性生活只會讓情況更糟。

常見的性生活障礙，如：性交疼痛、性慾降低等，這些情形都可採用女性荷爾蒙補充療法來加以改善，也可配合使用睪固酮或使用陰道潤滑液等方式，幫助降低性生活障礙、激發性慾，協助改善性生活品質。此外，如果能嘗試以性玩具、新的性愛體位或者自慰等方式來滿足性慾，也能幫助妳與伴侶原本冰冷的關係進入一個有溫度的正向循環。

伴侶若有性交障礙，要積極尋求醫療協助

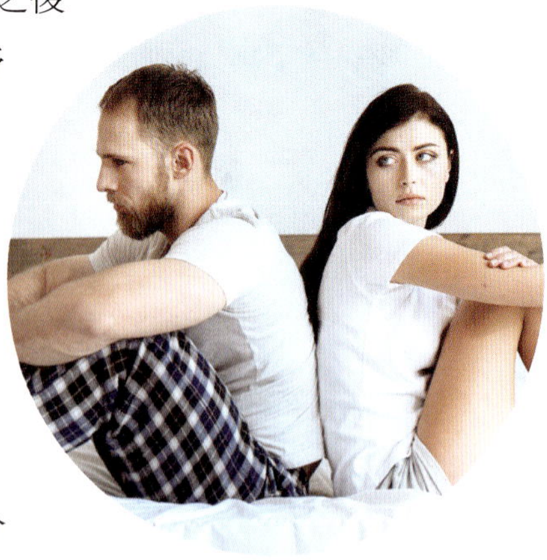

許多更年期過後的女性常因為性交之後陰道發炎，或是每次做愛後陰道就不舒服，且會增加很多分泌物而困擾，「每次和丈夫行房就發炎！」這是我在婦產科門診經常聽到病患的訴苦。

有這類情形，經常是因為女性在更年期過後因為體內缺乏雌激素，使得與年輕時相較，陰道壁從原本較厚、較有彈性，退化成又薄又缺乏彈性，分泌潤滑液的功能自然會大幅減少，導致陰道乾澀，表皮脆弱，造成每逢性交便因摩擦而破皮，除了會腫痛，也容易造成感染，因此每次做愛後的隔天，便因難以忍受的疼痛必須前去婦產科看診，往後對丈夫的性愛邀約越是心生畏懼，總期待能免則免。

針對這種情況，建議妳可以採取以下方法：

1.口服女性荷爾蒙，可改善陰道彈性。

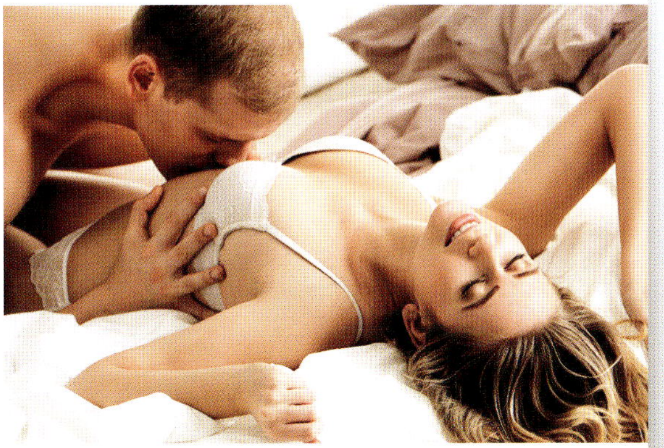

2.使用雌激素凝膠，定時塗抹在皮膚或陰道壁，經皮膚吸收，可以使皮膚恢復彈性及增加分泌功能。

3.性交時用潤滑液塗抹在陰道口或性伴侶的龜頭上。

4.加強做愛的前戲，如擁抱、舔吻等，藉由這些過程激發女人對性交的慾望，這當然也是美好性愛的重要環節。

另一個不可忽略的原因是，男人的陰莖勃起若不夠堅硬挺直，會造成插入困難，也就無法順利地進入陰道深處，過程中容易導致陰道口因頻繁摩擦而受傷。

針對這種情況，建議男性可以採取以下方法：

1.每個月肌肉注射1劑睪固酮。

2.每天口服睪固酮藥物（Andriol Testocaps）。

3.性交前口服威而鋼或犀利士，使陰莖能勃起且保持硬挺，幫助順利插入陰道深處。

另外，性生活的時間不一定要在睡前，這段時間身體經過白天的勞動會比較疲累，使性慾降低，將行房時間改在白天也未嘗不可。至於性交姿勢，應就雙方的身體狀況選擇最舒適的體位，無需勉強。當然，伴侶若有生理或心理的性交障礙，要積極尋求醫療協助，才有機會重拾性愛歡愉。

總而言之，更年期女性對於性生活仍應充滿期待，並從中得到身心的滿足，性生活對處在這個時期的男女雙方身心都有正面意義，應該被正面看待。

更年期過後的性愛技巧

過了50歲，多數人對性的普遍慾望可能會減低，同時，性慾也可能需要更長的時間才能被喚醒，但儘管如此，我們的身體仍然會對觸摸有所反應，而且通常只要開始觸摸自己，性慾就能輕易地被喚醒了。

要讓性愛不息，過了更年期，還必須調整更適合這個年齡段的性愛模式，以下這些技巧可以幫助妳與伴侶的性愛更合拍。

1.調整性愛速度：50歲之後，人們需要用更長的時間來達到高潮，也對緩慢地、感性的誘惑更有興趣，因此建議50歲以上的人做愛時要放慢速度，幫助雙方能同步達到高潮。

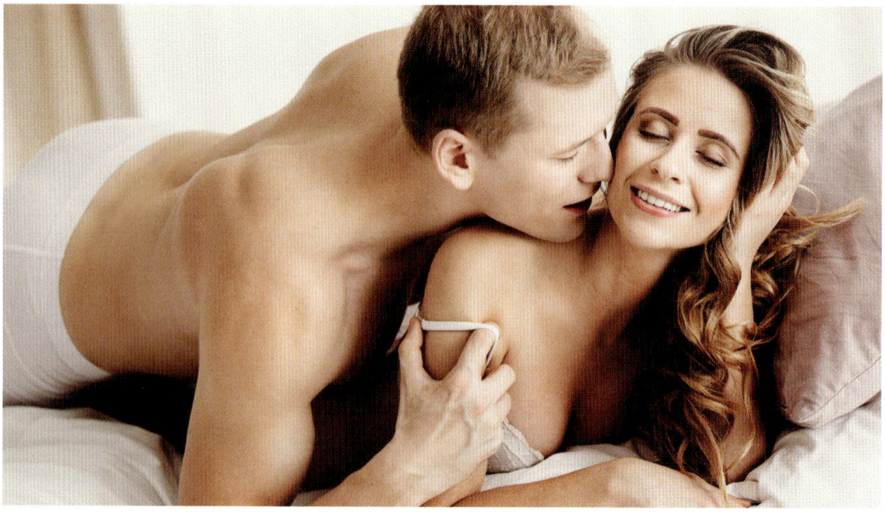

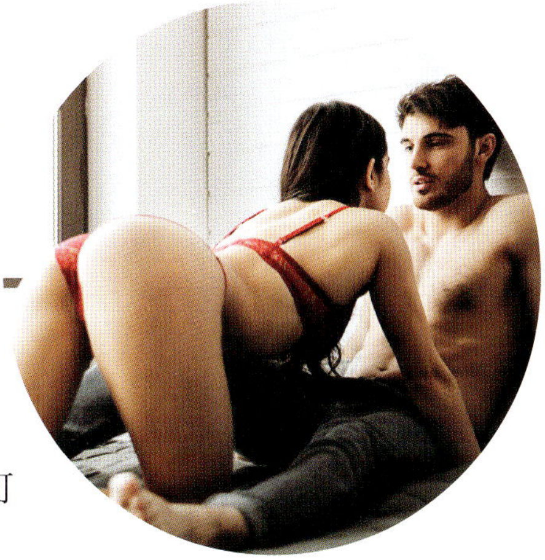

2.女性對性事採取主動：男性和女性體內都會分泌雄性激素和雌性激素，但在不同年齡階段，它們的分泌比例會有不同。男性的這兩種激素分泌比例改變後，他可能更願意處在被動的位置，而女性在更年期過後體內的雌性激素減少、雄性激素分泌相應增加，就有可能對性愛變得更加主動。

3.創新性愛：夫妻歷經幾十年的相處，因為對彼此的熟悉和信賴，應該更願意一起討論如何讓雙方獲得更滿意的性生活。只要樂於接受新鮮事物，避免性生活一成不變，就有機會體會更激情的性愛。

4.共同高潮：妳可能不知道，20幾歲的新婚女性在所有年齡段中，是最難達到性高潮的群體。而隨著年齡增長，男性性興奮的節奏開始變慢，血流速度和肌肉收縮的速度也會減慢，使得年長男性達到高潮需要更長的時間，而這也表示，人到中年，隨著兩性「性奮」節奏的變化，兩人有機會同步達到高潮，讓這時期的性愛反而能獲得更高的滿意度。

5.質勝過量：對熟齡夫妻來說，性生活可以不要太過強調頻率，而應該更重視品質，即使只是每週1次，一場美好而有溫度的性愛，比年輕時激情滿滿的性交更有餘味。

6.性幻想：為了不讓性愛變得無聊、制式，性幻想是一種重要的性刺激，其優點在於不受時間、空間限制，還有助增加性興奮感，幫助培養性生活情趣，增進高潮到來，可以說是CP值最高的性愛催化劑。對熟齡伴侶來說，性幻想不只能讓性行為帶來新鮮感，又不會有背離夫妻間忠誠承諾的疑慮，可說一舉多得。而要啟發豐富的性幻想，五花八門的A片就是很好的來源。

7.借助情趣用品：這類產品能很好的刺激女性陰蒂等性敏感帶，幫助身心快速調整到性愛模式，加速高潮到來；它對患有性冷感的女性和性功能障礙的男性，抑或是中年對性事疲乏的夫妻，都能有改善性生活的效果，夫妻如果一起使用，還有增添性愛情趣的作用！

充實的性生活是婚姻最強大的黏合劑

美國心理學家凱文·勒曼（Dr. Kevin Leman）說：「充實的性生活是最強大的婚姻黏合劑之一。」確實如此，如果我們想要的不是只為追求激情的性伴侶關係，而是一段彼此願意為對方負責任的長久關係，那麼持續滿足雙方對性生活和親密感的滿意度，便是對彼此負責任的重要表現。

知名作家劉黎兒在「幸福熟齡」的媒體專欄中一再提醒，熟齡女性對性生活應有自覺及主動性，如果「老」公提不起「性」致，「不要讓他覺得他有不做愛不行的義務，而是像兩個人一起玩一種新遊戲，以後也可以進階兩人一起挑A片助興，或一起去買情趣玩具。只要妳願意放下無謂的自尊，豁出去跟妳丈夫耍點小無賴，就能逐漸把妳的丈夫解放出來，感受到性愛的愉悅，他做愛開心，妳也才能真的紓解性飢渴。」確實，「性」福是攸關兩個人的事，女人主動一點又何妨。

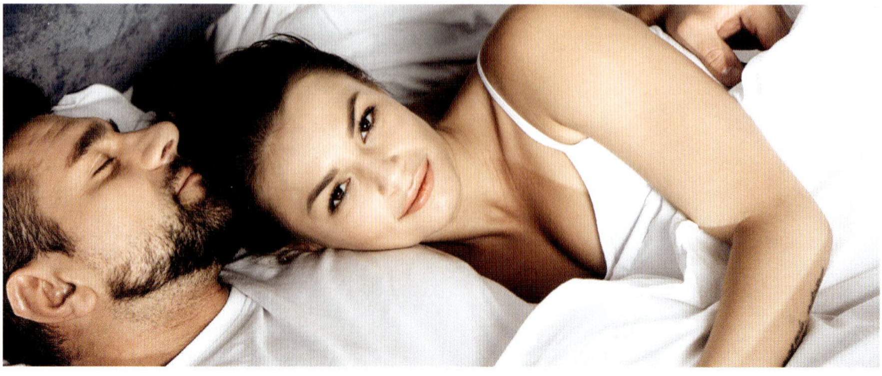

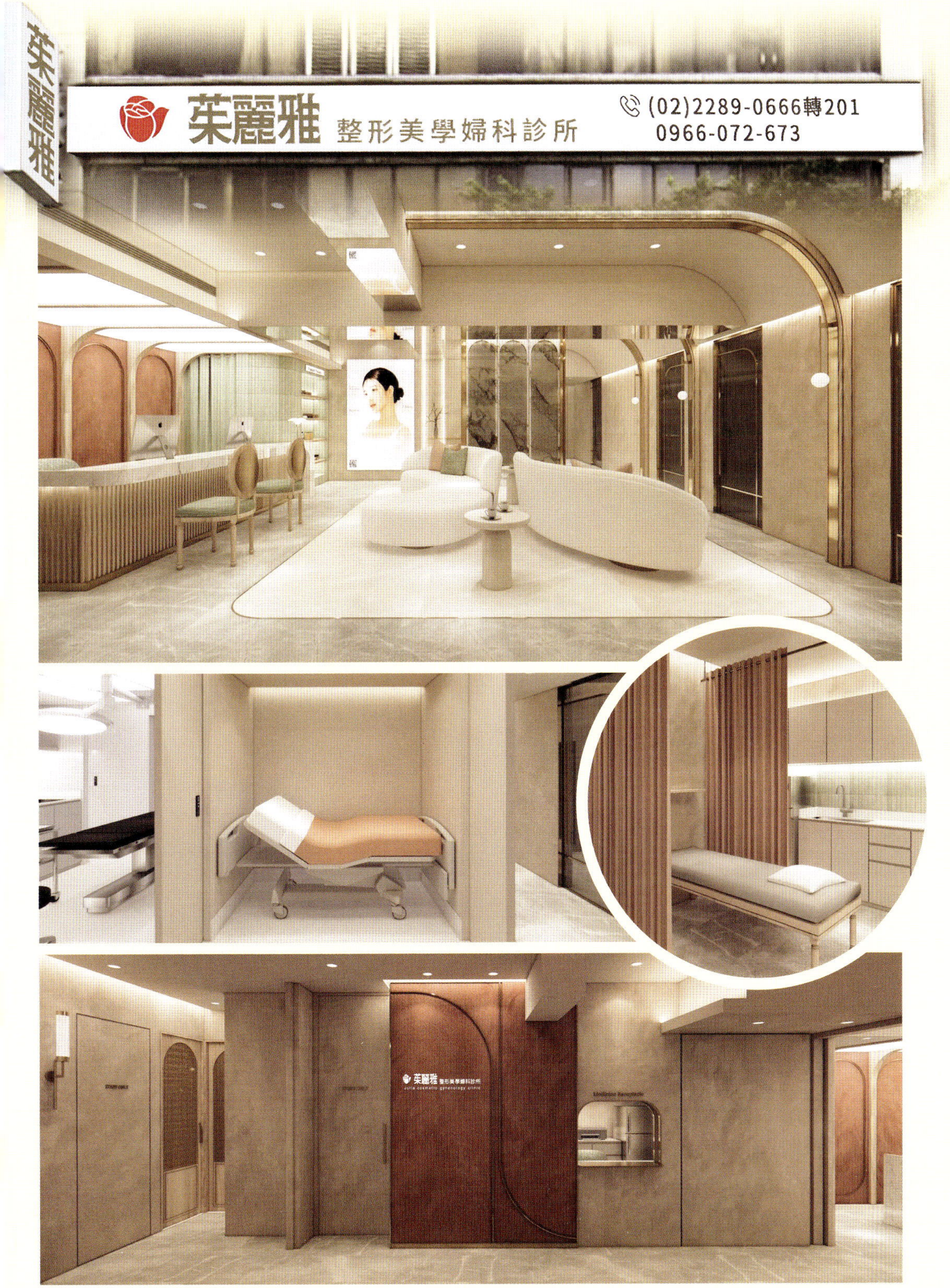
茱麗雅
茱麗雅
整形美學婦科診所
(02)2289-0666轉201
0966-072-673
茱麗雅 整形美學婦科診所

國家圖書館出版品預行編目資料

女人如何健康凍齡又美顏?：解密新世紀美魔女不老醫學 / 潘俊亨, 潘致皓, 黃元熙著. -- 初版. -- 新北市：金塊文化事業有限公司, 2025.01
168 面；17x23 公分. -- (實用生活；63)
ISBN 978-626-99193-2-1(平裝)
1.CST: 更年期 2.CST: 婦女健康 3.CST: 皮膚美容學
417.1　　113019570

實用生活63

女人如何健康凍齡又美顏？

──解密新世紀美魔女不老醫學

金塊文化

作　　者：潘俊亨、潘致皓、黃元熙
發 行 人：王志強
總 編 輯：余素珠
美術編輯：JOHN平面設計工作室
協力製作：曾瀅倫、林佩宜

出 版 社：金塊文化事業有限公司
地　　址：新北市新莊區立信三街35巷2號12樓
電　　話：02-2276-8940
傳　　真：02-2276-3425
E-mail：nuggetsculture@yahoo.com.tw

匯款銀行：上海商業銀行 新莊分行（總行代號 011）
匯款帳號：25102000028053
戶　　名：金塊文化事業有限公司

總 經 銷：創智文化有限公司
電　　話：02-22683489
印　　刷：大亞彩色印刷
初版一刷：2025年1月
定　　價：新台幣380元／港幣126元

ISBN：978-626-99193-2-1（平裝）